원심수기 통증예방 관리비법

■ 저자 : 원공 선사(속명 이용완)

현재 전주대 · 광주대 · 조선대 평생교육원에서
『원심통증 예방관리학』강의 중

저서『주역육효의 해설방법』
　　　『주역의 기본원리』
　　　『원토정비결』
　　　『모든 질병에서 해방을』
　　　『명인재』
　　　『원심수기 통증예방 관리비법』
　　　『완성 주역비결 | 주역 토정비결』

연락처 019-305-9138

원심수기 통증예방 관리비법
─────────────────────────

1판 1쇄 발행일　|　2007년 9월 16일
1판 4쇄 발행일　|　2011년 4월 16일

발행처　|　삼한출판사
발행인　|　김충호
지은이　|　원공 선사

신고년월일　|　1975년 10월 18일
신고번호　|　제305-1975-000001호

411-776 경기도 고양시 일산서구 일산동 1654번지
산들마을 304동 2001호

대표전화 (031) 921-0441
팩시밀리 (031) 925-2647

값 16,000원
ISBN 978-89-7460-122-5 03510

신비한 동양철학 · 78

원심수기 통증예방 관리비법

원공 선사 지음

삼한

■ 머리말

이 책을 읽고 활용하기 전에 독자들에게 주의말씀 드립니다.

 본인이 이 책을 세상에 내놓는 것은 우리 전통 민중의술도 세상의 그 어떤 의술에 못지 않게 아주 훌륭한 치료술이 있고 그 전통이 수백 년, 또는 수천 년을 내려오면서 전해지고 있는데 현재 사회를 보면 무조건 외국에서 들어온 것만이 최고라고 하는 식으로 하여 우리의 전통 민중의술을 뿌리째 버리려고 하는데 문제가 있는 것 같기에 우리것을 지키고자 하는데 그 첫째의 목적이 있다 할 수 있을 것이다.

 역사도 그리 오래되지 못한 의술이 과학적으로 증명을 운운하면서 무시를 하는데 수천 년의 역사가 증명을 하고 지금까지 문제가 없이 이어져 오고 있다면 그 이상 무슨 증명이 필요하다고 하는지 적반하장도 유분수라고 말하지 않을 수 없기에 우리것을 알리고자 하는 것이다.

예로 본인이 지난날에 어떤 의학계에 있는 분을 만나서 이야기하던 끝에 한마디 물어본 적이 있는데 인체의 장이 소화능력이 떨어지고 속이 거북한데 보리밥을 먹으면 어떻겠느냐고 물었더니 아주 좋다고 하면서 먹어라 권하는 것을 듣고 다시 묻기를 한약으로 구맥 대맥이나 소맥이 있는데 대맥을 먹는다면 어떻겠느냐고 물었더니 그 약을 먹으면 간장에서 독성이 발생하고 위험하니 대맥이나 소맥의 약을 복용하여서는 절대로 안된다고 하는 사람을 만난 적이 있었다.

그래서 본인이 다시 말하기를 대맥이 보리고 소맥은 밀인데 밥으로 먹을 때는 좋고, 약으로 먹으면 독성이 생길 수 있느냐고 물었더니 얼굴을 붉히면서 무안해 하는 의사를 만난 적이 있다. 다시 말해 우리의 의식주 생활도 모르는 그 사람들이 우리의 민중 전통 의약이라고 하면 무조건 거부부터 하고 보는 그 자체가 조금은 국민의 한 사람으로 부끄럽다는 생각을 하게 된 일이 있다.

현재 미국의 보건 당국은 전 세계적으로 널려 있는 각 나라마다 (인디언이나 원주민까지 포함) 수많은 사람들을 내보내 그 나라에서 사용하고 있는 민중의약이 무엇이며, 어떤 효과가 있는가를 수집하고 연구하는 일을 적극적으로 추진하는데 일 년 예산이 우리나라의 일 년 예산보다도 더 많은 돈을 들여가면서 하고 있다. 언젠가는 우리의 민중의술도 그 사람들 손에 넘어가게 된다면 우리

기술을 우리가 사용하는데도 그 사람들한테 로열티를 주고 사용해야 하는 시대가 올 것 같은 기분이 든다. 그러한 예가 있으니 24시 편의점은 어느 나라고, 어떤 사람이고, 밤새워 장사를 할 수 있는데 그 사람들이 24시편의점이라고 하는 간판을 특허를 내놓고 세계의 모든 국가에서 24시편의점이라고 하는 간판을 달게 되면 간판의 특허비를 받고 있기 때문이다.

또한 원심수기 통증예방 관리비법은 치료의 목적이 아니라 모든 질병이 악화되는 것을 미리 예방하여 건강한 몸을 유지해주는데 그 목적이 있다고 말할 수 있다. 예로 야외에 놀러 나갔다가 갑자기 배탈이라도 났다면 언제 병원에 가고, 또다시 전문의의 진단을 받아 치료를 하다보면 많은 시간이 들 수 있으나 원심수기 통증예방 관리비법으로 즉석에서 배에 기를 넣어주면서 마사지해준다면 즉석에서 배탈이 낫는 것을 알 수 있을 것이다.

또 테니스나 축구를 하다 인체의 어떤 부위를 다쳐 통증을 호소한다면 증상이 더욱 악화되기 전에 즉석에서 어떤 자세를 취했을 때 통증이 나타나는가를 보아 나타나는 그 자리에서 근육을 풀어주면서 기를 조절해준다면 즉석에서 시원함을 알 수 있을 것이기 때문이다. 또한 허리를 삐끗한 일로 허리에 통증이 있다거나 어깨가 불편하여 활동이 어려울 때도 병원에 가면 수술을 하라고 하는 환자들이 많이 있는데 이 경우에도 수술을 하기 전에 미리 근육을 조절하면서 기를 주입한다면 즉석에서 허리가 돌아가고, 팔이 돌아가는 것을 알 수 있다고 말할 수 있을 것이다.

 이와 같이 모든 질환들이 악화되는 것을 미리 예방한다는 의미로 시술을 하는 것이요, 또는 같은 질환을 알고 있는 사람들이 서로서로 만나서 같이 기운동을 할 수 있고, 또는 심하게 불편한 사람들에게 지도해 주어 많은 사람들이 큰 병으로 되어가는 것을 서로 지켜주고자 하는데 그 목적이 있다고 할 수 있다. 하지만 우리의 기공술이나 수기로 치료가 어려울 경지가 되었다면 당연히 병원에 가서 전문의의 지시에 의하여 치료를 받아야 할 것이다. 또한 많은 질환 중에는 처음부터 우리의 기치료술로는 어렵고 힘든 질환도 있으니 모든 질환을 내가 보아줄 수 있다거나 시술할 수 있다고 하는 마음을 버려 필요없는 과욕은 삼가는 것이 좋을 것이다.

저자 원공선사

제 I 부. 원심수기 통증예방 관리비법이란 무엇인가

1. 원심수기 통증예방 관리비법의 장점 —————————— 15
2. 일반 수기요법과 차이점 —————————————————— 15
3. 원심수기 통증예방 관리비법의 시술방법 ——————— 19
4. 원심수기 통증예방 관리비법을 깨닫게 된 동기 ——— 20
5. 모든 병의 증상은 알고 시술하자 ———————————— 22
    1. 비만 ———————————————————————————————— 22
    2. 기미 ———————————————————————————————— 25
6. 환자를 대하기 전 기본상식 ——————————————— 29
7. 통증이란 무엇을 말하는가 ———————————————— 30
    1. 통증이란 ———————————————————————————— 30
    2. 시술방법 ———————————————————————————— 31
    3. 주의할 점 ———————————————————————————— 31
    4. 통증이 발생하는 부위 ————————————————— 32
    5. 통증의 분류 ————————————————————————— 32
    6. 근육의 종류 ————————————————————————— 35
    7. 근육의 기본성질 ————————————————————— 36
8. 현대의학의 한계점 ————————————————————— 36
9. 민족전통 치료방법으로 두통을 다스리는 방법 ——— 41
    1. 머리 아픈증이란 ————————————————————— 41
    2. 머리 아픈증의 발생부위 ——————————————— 41
    3. 머리 아픈증의 발생원인 ——————————————— 43
    4. 민속 전통요법에서 두통을 제거하는 방법 ——— 49

제Ⅱ부. 원심수기 통증예방 관리비법의 시술방법

1. 두통 —————————————————————— 53

2. 목뼈 통증 ——————————————————— 58
    1. 목뼈 통증의 종류 ————————————— 58
    2. 발생원인 ————————————————————— 58
    3. 증상 및 치료방법 ————————————— 59

3. 어깨뼈 통증 ————————————————— 73
    1. 어깨뼈 통증의 종류 ——————————— 73
    2. 발생원인과 시술방법 —————————— 74

4. 등뼈 통증 ——————————————————— 88
    1. 등뼈 통증의 종류 ————————————— 88
    2. 발생원인 및 시술방법 —————————— 89

5. 가슴 통증 ——————————————————— 99
    1. 가슴 통증의 종류 ————————————— 99
    2. 발생원인 및 시술방법 —————————— 100

6. 허리뼈 통증 ————————————————— 103
    1. 허리뼈 통증의 종류 ——————————— 103
    2. 발생원인 및 시술방법 —————————— 104

7. 볼기뼈(골반) 통증 ———————————— 116
    1. 볼기뼈(골반) 통증의 종류 ——————— 116
    2. 발생원인 및 시술방법 —————————— 117

8. 서해부 통증 ————————————————— 124
    1. 서해부 통증의 종류 ——————————— 124
    2. 발생원인 및 시술방법 —————————— 125

9. 고관절 통증 ——————————————— 131
　1. 고관절 통증의 종류 ————————————— 131
　2. 발생원인 및 시술방법 ———————————— 132
10. 장단족 ————————————————— 138
　1. 장단족의 종류 —————————————— 138
　2. 발생원인과 시술방법 ———————————— 139
　3. 장단족의 확인방법 ————————————— 145
11. 측만증 발생원인 및 시술방법 ——————— 148
12. 갈비뼈 통증 ———————————————— 153
　1. 갈비뼈(늑골) 통증의 종류 ————————— 153
　2. 발생원인 및 시술방법 ———————————— 153
13. 각 관절의 통증 —————————————— 157
　1. 팔목 관절통 ——————————————— 157
　2. 팔꿈치 관절통 —————————————— 157
　3. 수전증 ————————————————— 157
　4. 장딴지나 종아리 근육통 —————————— 158
　5. 주먹을 쥐는 아귀힘이 없을 때 ——————— 158
　6. 손가락 등이 굳어 움직이기 어렵고 통증이 있는 증 — 158
　7. 중풍 등으로 수족 신경이 마비되거나 둔한 증 —— 159
　8. 입이 틀어진 구와증 ———————————— 159
　9. 가슴이나 등에 통증이 있거나 벌어질 것 같은 증세—— 160
　10. 콧대가 틀어진 증 ————————————— 160
　11. 몸이 앞으로 숙여져 있는 증세 ——————— 161
　12. 사람이 옆으로 걸어가는 형태의 증세 ———— 162
　13. 광대뼈(관골)가 너무 튀어나온 증 ————— 162
　14. 말이 더딘 증. 침을 많이 흘리는 증 ———— 162
　15. 여성의 유방이 너무 작거나 큰 사람을 조정해주는 것 —— 163
　16. 손발에 힘이 없는 무력증, 손발 저린증 ——— 164

17. 무릎 관절통증 ——————————— 165
18 테니스 엘브나 골프 엘브 ——————— 165
19. 퇴행성관절 ————————————— 166
14. 증세별 시술방법 ————————————— 168
1. 소화불량 ————————————— 168
2. 각 관절에 통증이 있거나 시거나 아리거나 당기는 경우 — 168
3. 한숨을 잘 쉬는 사람 ——————————— 169
4. 하지가 냉하고 저리기를 잘하는 증 ————— 170
5. 둔부의 근육이 처진 사람 ————————— 170
6. 눈이 어둡거나 이상이 있을 경우 ————— 171
7. 두운증(어지러운 증) —————————— 171
8. 염 좌 —————————————————— 171
9. 담이 드는 경우는 근육의 경직으로 발생하는 증 ——— 172
10. 수전증(손이 떨리는 증상) ———————— 173
11. 손목의 아귀힘이 없어 물건을 잡기가 어려운 경우 —— 173
12. 중풍 등으로 주먹이 오므려 든 상태로 되었을 경우 —— 174
13. 책상다리가 어려운 경우 ————————— 174
14. 무릎 관절이 통증이 있는 경우 ——————— 175
15. 손이 저리고 힘이 없을 때 ———————— 176
16. 안면 신경마비 ————————————— 176
17. 사 시 ————————————————— 177
18. 생리통 ————————————————— 178
15. 환자를 대하는 마음자세—————————— 180
16. 환자를 처음 대할 때 관찰하는 방법 —————— 181

제Ⅲ부. 인체도 ———————————————— 184
제Ⅳ부. 사진설명 ——————————————— 203

제 I 부

원심수기 통증예방 관리비법이란
무엇인가

1. 원심수기 통증예방 관리비법의 장점

원심수기란 굳은 근육을 풀어주고 틀어진 근육을 바로잡아주어 발생할 수 있는 모든 질병을 예방하여 건강한 몸을 유지시켜주는 것으로 시중의 물리치료나 카이로프랙틱이나 요가나 지압이나 마사지(일반 마사지·경락마사지·경혈마사지·발마사지)나 추나요법이나 과사나 화주나 활법 등과 같이 수기요법이라 할 수 있다.

2 일반 수기요법과 차이점

원심수기 통증예방 관리비법과 물리치료나 카이로프랙틱이나 요가나 지압이나 마사지로는 일반 마사지나 경락 마사지나 경혈마사지나 추나나 괴사요법이나 화주 등과의 차이점을 살펴보면 다음과 같다.

1. 원심수기 통증예방 관리비법은 누구나 시술할 수 있는 것으로 어린아이에서부터 노인에 이르기까지 모든 사람들이 시술할 수 있는 방법으로 힘이 들지 않으니 하루에 수십 명을 시술하여도 지치는 일이 없는 술법이다. 시술하는 힘은 계란 하나 깨는 힘도 들지 않고, 두부 한 모 옮기는 힘도 들지 않는 시술이라 시술을 받는 사람이나 시술을 하는 사람이 지치거나 몸살을 앓는 일이 없는 시술

이요, 부작용 또한 전혀 없는 편안한 치료술이라 할 수 있으니 시술을 받는 사람도 고통이 없으며 편안하게 치료되는 것을 직접 알 수 있는 시술방법이라 할 수 있을 것이다. 시중의 일반 수기요법은 무리하게 힘을 가하여 뼈를 뒤틀고 근육을 잡아당겨 늘리는 방법으로 시술을 하다보니 시술을 하는 사람도 힘이 들고, 시술을 받는 사람도 지쳐 몸살을 앓고 많은 고통을 호소하는 경우가 많이 있으며 심하면 부작용이 많이 발생한다.

2. 원심수기 통증예방 관리비법은 배우고 익히는 과정도 쉽고 간단하여 별로 시간을 요하는 일도 없으니 환자의 압통점에 가만히 손을 대고 약간의 힘으로 근육만 조정해준다면 환자는 즉석에서 고통이 사라지는 것을 알 수 있는 시술이다. 시중의 일반 수기요법은 배우는 시간이 많이 들뿐만 아니라 많은 힘을 소모하면서 시술하는 방법이요, 또한 근육이나 경락의 흐름 등을 알아야 할 수 있는 시술이라 많은 시간을 들여 전문적인 기술을 배워야 활용할 수 있을 것이다. 또한 무리한 힘으로 하는 시술이라 시술을 받는 사람이나 시술을 행하는 사람 모두 지쳐 피곤하기 때문에 시술을 하는 사람도 하루에 3~4명을 보기가 어렵다고 할 수 있을 것이다.

3. 원심수기 통증예방 관리비법은 시술 장소나 도구도 필요하지 않는 것으로 언제 어디서나 활용할 수 있으니 길을 가다가도 시술을 할 수 있고, 차를 타고 가다가, 여행 중에, 어떤 놀이터에서, 학교나

직장 등 내가 있는 모든 곳이 시술장소라 할 수 있을 것이다. 또한 도구가 필요없으니 언제 어디서고 부담없이 시술할 수 있는 획기적인 시술방법이라 할 수 있을 것이다. 시중의 일반 수기요법의 시술은 도구와 약품이 있어야 하고, 정해진 장소가 있어야만 시행할 수 있을 것이다.

4. 원심수기 통증예방 관리비법은 모든 병이나 통증에 대하여 원인을 알고 거기에 맞는 시술방법을 시행하는 수기술이요, 또는 통증이 어떤 자세를 취했을 경우에 어떤 위치에 나타나는지를 확인한 후에 그 자세에서 압통점에 살짝 기만 넣어주면서 근육을 조절해 주면 즉석에서 효과를 볼 수 있는 시술방법이라 말할 수 있다. 그런데 시중의 많은 술법들을 보면 우리 인체의 구조도 모르거나 병리학도 모르거나 치료방법도 모르면서 단순한 생각에 이렇게 하면 좋겠다고 하는 막연한 생각이나 돈을 벌기 위하여 눈속임을 하는 사람들이 너무 많이 활동하는 것이 문제이다.

　예로 비만을 보면 시중에 비만 제거기술이 무수히 많이 있다고 할 수 있을 것이다. 그런데 비만에 어떤 치료기술이 특효가 있다고 한다면 또 다른 비만 치료방법은 더 이상 생길 일이 없을 것이다. 그런데 찜질방이나 황토방이나 효소방이나 침구나 운동요법이나 심지어는 다이어트 식품 등이 계속 만들어지고 있는 것을 알 수 있다. 계속하여 새로운 방법이 나온다는 것은 그동안의 치료방법이나 약품이 별로 효능을 발휘하지 못하였다고 말할 수 있을 것이다.

하지만 원심수기 통증예방 관리비법에서는 분명한 치료방법이 있고, 식품이 정해져 있기 때문에 마음의 동요가 발생할 일이 없을 것이라 확신하고 있다. 원심수기 통증예방 관리비법의 기본상식을 읽어보시면 이해되리라 생각한다.

5. 원심수기 통증예방 관리비법은 병의 원인을 찾아 압통점에 손을 대 근육을 조정하여 통증이 직접 사라지게 하는 방법이라 말할 수 있다. 시중의 시술방법은 병의 원인도 모르면서 발마사지나 귀마사지 요법으로 전신의 근육을 조절하여 통증을 사라지게 한다고 하는 것은 어린아이 장난에 불과할 것이다. 또는 피부를 망가뜨리거나 심한 자극을 주어 우선 치료효과가 있는 것처럼 하는 방법은 좋은 방법이라 말하기는 어려울 것이다.

이상과 같은 차이점으로 볼 때 원심수기 통증예방 관리비법이야말로 4차원의 건강관리방법과 같다고 말할 수 있을 것이다. 하지만 주의할 점은 원심수기 통증예방 관리비법은 치료의 목적이 아니라 질병의 예방차원에서 시술하는 것으로 보아야 할 것이다. 예로 어깨가 부자유스럽고 불편함이 있다면 병증이 심하여 수술을 하기 전에 미리 손을 대거나 기를 주입하거나 근육을 운동시켜 수술할 수 있는 질병을 미리 예방한다고 해야 할 것이다.

또한 예로 음식을 먹고 배탈이 났다면 병원에 가서 종합진단을 받기 전에 집안에서 간단한 민간약을 복용하거나 손으로 배를 문지르거나 배에 기를 넣어 즉석에서 배탈이 가라앉게 하는데 그 목적이 있겠다. 배탈이 난 증세가 심하여 장염이 되었다거나 수술을 해야 할 정도로 문제가 있다면 손을 대기 전에 병원에 가서 전문 의사의 진단하에 치료를 받는 것이 타당할 것이다.

3. 원심수기 통증예방 관리비법의 시술방법

① 압력의 힘은 200~300g의 힘으로 환자가 통증을 못 느낄 정도로 약하게 한다.

② 누르는 시간은 한 번에 3~5초로 느긋한 마음으로 한다.

③ 잡거나 누르는 방법은 한 번 잡은 근육은 끊거나 훑거나 뒤틀거나 하지 말고 그대로 유지하면서 기를 주입한다.

④ 한 번 손을 댈 때마다 기(정성)를 기본으로 시행한다.

⑤ 신경통이나 관절통증은 1mm의 치료로 한다

⑥ 우리 몸을 움직이는 것은 뼈가 아닌 근육으로 근육이 바르지 못한 상태에서 잡아 늘리거나 누르거나 뒤틀거나 하는 일은 치료가 되지 않기 때문에 기계로 털고 당기는 치료방법이 어렵고 치료가 되지 않는 것이다. 하여 원심수기 통증예방 관리비법은 근육에 기를 넣어주면서 틀어진 근육을 바로 잡아주어 부작용이 없고 편안하게 치료된다고 말할 수 있을 것이다.

4. 원심수기 통증예방 관리비법을 깨닫게 된 동기

　본인은 어렸을 때부터 한의학에 입문하여 수많은 의서(의학입문·동의보감·황제내경·기사회생·제중심편·장부총론·상한론·맥결·오운육기·사상의학·본초강목 등)를 공부하였으며, 아울러 도사인 기인 선사님을 만나 정통성의 주역(사주나 보는 시중의 주역이 아님)도 배우게 되었다.

　그동안 수없이 많은 환자들 중에서도 병원에서 불치병으로 진단을 받은 사람 등을 치료해 주다보니 병마에 고통받는 사람들을 구제하는 방법이 없을까 생각하다 어려서 근무하던 한의원에 놀러다니는 할머니 한 분이 손으로도 모든 병을 치유할 수 있다고 하시던 말씀이 생각나 여러 가지 방법으로 시행을 하다보니 지금 손으로 치료하는 시술법으로 치료효과가 좋다는 것을 알았고, 더욱 연구하여 지금의 원심수기 통증예방 관리비법(마음을 비워야 치료효과가 더욱 좋음)이라고 하는 특수한 치료방법을 개발하게 되었다.

　시중의 모든 건강과 관련한 사업을 하시는 분들이 타인의 건강을 위하여 지압이나 마사지나 기공술 등을 많이 하면서 막상 본인들이 본인의 몸은 관리를 잘못하여 고생하시는 분들도 많이 있는 것으로 알고 있다. 본인이 연구한 원심수기 통증예방 관리비법의 치료는 근육계의 근육통이나 신경계의 신경통이나 골격계의 관절통 등으로 외과에서 발생하는 모든 질병들과 내과에서 발병되는 일부분의 질병 등을 치료하는데 치료의 힘은 약간의 압력이나 들 수 있는 힘이나 미는 힘으로 치유하는 방법으로 환자로 하여금 조금도 고통을 주지 않기 때문에 환자 자신이 아주 편안한 마음으로 받는 치료술법이요, 술자는 술자대로 하루에 수십 명을 손을 대고도 땀 한 방울 흘리지 않고 피로도 느끼지 못하면서 부작용은 일절 없으면서 효과는 100% 낼 수 있다는 것을 말하고 싶다.

 이 방법은 진통제나 마약보다도 신속한 효력이 있으며, 침보다도 정확하고 확실한 효력을 즉석에서 알 수 있는 치료방법이라 할 수 있으니 마술 같은 치료라 할 수 있는데 마술이란 사람의 눈을 현혹하여 장난치는 방법이라고 한다면 이 치료방법은 환자 자신이 스스로 통증이 제거되었음을 알 수 있기 때문에 마술보다도 신기한 치료방법이라 할 수 있을 것이다.

 예로 본인은 53쪽부터 각종 질환을 원인구분과 시술방법 등을 일일이 구분하여 기록하였다. 이러한 증상으로 고통이 있으면서 활동이 어려운 사람들을 카이로프랙틱 같이 순간적인 힘을 가하거나 무리하게 뼈를 틀면서 치료하는 방법도 아니요, 물리치료나 지압이나 마사지나 추나요법과 같이 근육에 힘을 가하면서 근육을 밀고 당긴다거나 튼다거나 근육을 훑으면서 치유하는 방법도 아니요, 또는 침이나 부항같이 치료하는 방법도 아니요, 출혈이나 사혈요법처럼 시술하는 방법도 아니면서 환자에게 고통을 주지 않고 간단한 방법으로 즉석에서 몇 분 안에 효력이 나타나는 것이다.

 하지만 건강과 관련한 사업을 하시는 모든 사람들은 모든 질병을 내가 다 치료할 수 있다고 하는 마음자세를 버려야 환자를 바르게 볼 수 있을 것이다. 예로 어깨가 통증이 있는 환자가 왔다면 무조건 내 손이면 모든 통증이 사라진다고 하여 시술부터 하려고 하지 말고 환자의 병증이 어디에서 시작되었는지를 살펴야 한다.

 예로 견비통 환자가 근육통이나 신경통이나 관절통증이라면 당연히 치료가 가능하지만 몸에 수기가 모자란다거나 영양분이 모자란다거나 화병이나 위장장애로 발병한 견비통이라고 한다면 약이 같이 사용되거나 아니면 음식요법이나 물요법도 필요하기 때문이다.

5. 모든 병의 증상은 알고 시술하자

1. 비만
1) 비만의 유형
① 비질인 : 비질인은 살집이 굳어 있고, 피부가 긴장되어 있으며, 신체는 작지만 지방분이 많이 함유되어 있는 체형이다.
② 고질인 : 고질인은 살집이 부드럽고 피부는 섬세하고 이완되어 있으며, 하복부가 쳐져 있고, 몸이 덥고 찬 것을 잘 견딘다.
③ 육질인 : 육질인은 피부를 잡으려 해도 근육과 피부가 분리되지 않고 붙어 있어 잡히지 않는다. 또한 신체가 큰 편이다.

2) 비만의 원인
① 폭음, 폭식을 원인으로 발생하는 비만이 있는데 항상 가슴이 답

답하고 명치 밑이 더부룩하며 온몸이 무겁고 나른해서 오래 걷는 일이나 더운 것을 싫어한다. 또 혀가 부은듯이 입 안이 가득하고 설태가 두껍게 끼거나 가래가 많은 경우도 있다.

② 식사를 불규칙하게 해서 비장의 기가 허해지는 바람에 발생하는 비만이 있는데 이런 사람들은 기운이 없어 항상 무기력하고 정신적으로 피곤하며, 기억력이 떨어지며, 손발이 냉하고, 바람기를 싫어한다.

③ 식습관의 잘못과 운동부족으로 발생하는 비만이 있는데 주로 간식이나 야식을 먹는 사람들이라 할 수 있을 것이다.

④ 스트레스를 음식으로 푸는 사람들이 있는데 비만에 위험한 사람들이다.

⑤ 또 가까운 거리도 걷지를 않고 차를 이용하려고 하는 사람들도 비만에 걸리는 경우가 많이 있다.

⑥ 약을 오래 복용한 원인으로 비만이 생기는 경우가 있다. 피임약을 복용한다거나 신장약이나 심장약을 계속하여 먹다가 비만이 생기는 사람들이 많이 있다.

⑦ 신장염이나 신우염이 있는 사람이 몸이 부어서 그대로 살이 되는 사람이 있다.

⑧ 또는 자궁이 냉하여 끼는 지방을 말할 수 있는데 이 경우에는 엉덩이를 중심으로 하여 하복부가 유난히 크고 뚱뚱한 사람들을 들 수 있을 것이다. 예로 북쪽지방의 여인들을 들 수 있을 것이다. 이 경우에는 부인들이 출산 후 산후조리가 덜되거나 자

궁이 제대로 아물기 전에 바람을 쏘이게 되면 외부의 냉기가 자궁에 들어 자궁이 냉하여지면서 자궁 주위에 지방이 굳어지게 되어 비만이 발생하는 것이다. 이 경우에는 자궁을 항상 따뜻하게 할 수 있는 방법의 약이나 운동 등으로 꾸준하게 관리를 하면 비만증이 제거되는 것이다.

이상의 비만의 원인은 여러 종류로 구분할 수 있겠으나 이 모든 원인이 결국에는 하나로 돌아가고 있으니 쉬운 말로 표현하면 비만을 우리가 흔한 말로 배에 기름기가 많이 끼었다고 한다. 기름기가 끼는 이유는 배가 냉하면서 생기는 것이니 기름기는 차면 응고되는 성질이 있고, 뜨거우면 풀어지는 성질이 있는데 배에 기름기가 끼었다고 한다면 배가 냉하다고 말할 수 있을 것이다.

다시 말해서 장이 냉한 것을 말한다. 이때 억지로 굶는다거나 하여도 장이 뜨거워지는 것은 아니요, 전자침을 맞아도 그 순간에는 따뜻할지 모르나 조금 지나면 다시 냉해지는 것이요, 찜질방이나 한증막에 가서 땀을 내는 방법도 속의 장까지 뜨거워지는 방법도 아니요, 팩으로 싸매는 방법도 한 순간에는 따뜻해질 수 있을지는 몰라도 근본적으로 장이 따뜻해지는 것은 아니다.

근본적으로 장을 따뜻하게 하는 방법은 장이 활발하게 운동을 하여 스스로 열이 나게 하는 방법을 찾아야 하는데 장의 기능이 활발해지면 장에 끼어 있는 지방이 스스로 녹아서 빠지게 되어 있다. 비만의 근본치료를 원한다면 장이 활발하게 운동을 하여 스스로 열이 나게 하는 방법을 하여야 할 것이다. 예로 자동차의 엔진이 회전이 되지 않고 냉하여진 상황에서 엔진에 불을 지피는 것보다는 엔진을 회전시켜 스스로 열이 나게 해야 한다고 말할 수 있다.

2 기미

또한 기미를 든다면 기미도 크게 4종류로 구분할 수 있다.

첫째는 연필심으로 긁어놓은 것처럼 길게 그려져 있는 기미를 들 수 있는데 이것도 2종류로 구분한다. 하나는 붉은색이 나면서 긁어놓은 것 같은 증이요, 하나는 검은색이 나는 증으로 이 2가지 모두 심장에 의하여 생긴 기미로 붉은색은 심장에 열이 있거나 혈압이 있거나 심장이 불안한 사람들이 많이 생길 수 있는 증세요, 하나는 심장이 허약하여 저혈압이나 빈혈이 있으면서 생기는 기미이다.

둘째는 싸인펜 같은 것으로 점을 찍은 것 같이 끼어 있는 기미라 할 수 있는데 이 기미는 위장질환이 있는 사람들이 생기는 기미라 할 수 있을 것이다.

셋째는 넓게 끼는 기미로 멍석기미라고도 하는데 이 증세는 간장기능이 허약하거나 몸이 차거나 할 때 생길 수 있는 기미요, 또 넓게 끼는 기미가 입 주위나 인당 주위로만 생기는 경우가 있는데 이 경우는 자궁에 이상이 있을 때 나타나는 기미라 할 수 있다.

넷째는 여드름 같이 나면서 생기는 기미라 할 수 있는데 이 종류도 2가지가 있으니 비지밥만 나오는 기미(여드름)가 있고, 물고름과 같이 나오는 종류가 있는데 비지밥만 나오는 기미(여드름)는 결혼을 해야 낮는 기미요, 물고름과 같이 나오는 기미는 위장에 열이 있거나 위염증이 있는 사람이라 할 수 있을 것이다. 이런 경우는 우리 지압이나 마사지의 치료방법으로는 치료가 불가능하다고 할 수 있을 것이다.

이상과 같은 상황에서 외부에 그 어떤 것을 바른다 해도 근본적으로 치유는 어렵다고 할 수 있을 것이다. 그런데 피부를 마사지하면서 유기수은의 독약이 들어 있는 박피제의 약품을 발라준다면 피부의 각질이 벗겨지면서 우선은 피부가 부드러워지고 깨끗해지는 것 같은 기분은 들 것이다. 그래서 많은 사람들이 선호하고 있는지는 몰라도 후일에 나타나는 부작용은 감당하지 못하는 일까지 발생하게 되는 것이요, 시술자는 후일에 큰 집에 가서 쉬는 일만 생기게 되는 것이다.

그래서 우리 원심수기 통증예방 관리사 회원님들은 손님의 가미가 간장이 허약하여 끼는 기미라는 것을 알았다면 기미를 손으로 마사지도 해주면서 간단한 방법으로 약이나 식품도 손님한테 설명해주면서 치료를 권할 수 있을 것이니 예로 심장에 열이 있는 기미라고 한다면 민들레를 다려서 차로 복용하면서 치료한다면 더욱 좋은 효과가 있다고 설명해 준다거나 아니면 직접 차를 다려놓고 고객들에게 권하면서 시술한다면 고객들에게 신임도 얻으면서 좋은 호응을 얻어 사업이 번창할 수 있을 것이다.

그러나 그렇지 못하고 모든 기미가 어떻게 발병된 기미인지도 모르고 무조건 내가 손만 대면 모든 기미를 없앨 수 있다고 한다면 지금의 웃음이 후일에 후회하는 일도 종종 생길 수 있으니 주의하시기 바란다. 이러한 치료술은 몇 푼을 벌지는 몰라도 결국에 가서는 욕이나 먹고 손님만 떨어뜨리는 결과를 가져올 수 있다는 것을 생각하면서 항상 주의해야 할 것이다.

우리 사회에는 많은 사람들이 기공술이나 수기요법이나 안마나 마사지나 화주 등을 내세워 병으로 고통받는 사람들을 치료하는 사람들이 많이 있다. 그런데 그 많은 사람들이 병으로 고통받는 사람들의 병의 원인이나 알고 한다면 다행이겠으나 병명도 모르고 더군다나 그 병의 발생원인도 모르면서 무조건 주무르고 밀고 당기고 누르고 뒤트는 방법으로 시술을 하고 있으니 외면을 당할 수밖에 없는 것이다. 우리 원심수기 통증예방 관리사들은 이러한 어리석은 시술로 인하여 고객들에게 외면당하는 일은 없어야 하겠기에 본인만이 알고 있는 특수비법과 모든 질환의 발생원인을 알아내는 방법 등을 전해드리고자 하는 바이다.

한 예로 화주라고 하는 것을 보면 몸이 냉한 사람들이나 근육이 굳어 몸이 부자유스런 사람들에게 많이 활용할 수 있는 방법으로 생각한다. 그러나 문제는 몸에서 스스로 기를 내 몸이 따뜻해진다면 문제가 없겠으나 외부의 힘에 의한 일시적인 방법이라 문제가 있는 것이다. 예로 자동차를 본다면 차의 엔진이 제대로 회전되지 않아 엔진이 냉각되어 있을 때 엔진에 뜨거운 물을 붓거나 불로 뜨겁게 달구어도 엔진이 제대로 걸려 돌아가지 않는 한 다시 식기 때문이다. 우리의 몸도 기혈(음양)이 정상으로 운행되면서 스스로 열이 났을 경우에 정상이라 할 수 있으니 몸이 냉하면 냉한 이유를 알아 근본을 치유하는 것이 바람직하다 할 수 있을 것이다.

우리 사회에는 여러 가지 치료방법이 있는데 약물요법은 약을 활용할 줄 알아야 시행할 수 있고, 카이로프랙틱이나 침구나 부항 등도 도구가 있어야 하고, 화주나 지압이나 추나요법이나 마사지 등과 같은 치료도 도구와 약품이 있어야 할 수 있을 것이다. 또한 이러한 치료방법을 배우고 익히는데 많은 시간과 자금이 소요되는 기술이라 할 수 있을 것이요, 시술에서도 많은 힘을 필요로 하는 시술이기 때문에 술자가 빨리 지치는 것은 물론이고 환자도 힘이 들고 고통스러워하는 시술방법이라 할 수 있을 것이다.

하지만 우리 전통 민중의술의 하나인 원심수기 통증예방 관리비법은 힘으로 하는 방법도 아니요, 장소나 약물이나 도구도 필요 없고, 배우는 시간도 많은 시간을 요구하는 방법이 아니기 때문에 교육기간은 15일이면 발병원인 및 치료방법 등을 본론과 같은 방법으로 이론과 실습을 충분히 완성할 수 있으며 이러한 기술을 배워서 지압이나 마사지를 받기 위하여 찾아오는 고객들이 근육통이나 신경통이나 골격에 이상이 있다면 이 원심수기 통증예방 관리비법을 지압이나 마사지하는 중간에 압통점에 살짝 기를 넣어 주면서 근육을 조절해 준다면 고객들에게 좋은 호응이 있을 것이다.

6. 환자를 대하기 전 기본상식

우리 인체에서 어느 것 하나 중요하지 않은 것이 없겠으나 본인은 그중에서도 활동과 관련하여 발생하는 통증에 대하여 말할까 한다. 예로 모든 사람들이 허리에 통증이 있다면 요통이라는 이름으로 디스크나 측만증 등을 말하고 있고, 또는 척추뼈가 틀어졌기 때문에 통증이 온다고 말하고 있거나 또는 신경에 어떤 이상이 발생하였기 때문에 통증이 발생하였다고 말하고 있다. 그러나 막상 근육에 의하여 통증이 발생하였다고 보는 사람들은 극히 드문 일이라 할 수 있을 것이다. 본인이 말하고자 하는 것은 근육과 골격과 신경과의 관계를 제대로 알아야만 통증을 바로 제거할 수 있기에 근육과 뼈와 신경에 대하여 기본을 설명할까 한다.

우리 인체의 모든 근육은 뼈가 흩어지지 않고 유지할 수 있도록 받쳐주는 작용으로 예를 든다면 철근 콘크리트 집을 지을 때 뼈는 철근의 역할을 하는 격이요, 근육은 철근을 감싸고 있는 시멘트와 같은 역할이라 볼 수 있다. 또한 우리 몸의 모든 뼈는 스스로 움직이는 것이 아니고 근육의 작용에 의하여 움직이고 있다는 것을 먼저 알아야 할 것이다. 하여 근육이 틀어지면 뼈는 자동으로 돌아가게 되어 있는 것이다. 이때 근육을 방치하고 뼈만 손을 대려고 한다면 큰 실수가 발생할 수 있으니 그래서 부작용이 따르는 것이다.

또한 신경을 모든 사람들은 통증을 느끼는 기능이 있는 것으로 알고 있는데 신경이란 전달체 물질이라고 보아야 할 것이다. 예로 어떤 부위가 변위가 발생하면 신경에 문제가 발생하여 통증이 있는 것이 아니고 변위가 나타난 장소를 뇌에 전달해 주는 작용을 하고 있는 것이다. 하여 신경은 전화기에 비유하면 전화선과 같은 역할로 상대방과의 통화에서 통화가 안되면 전화선에서 문제가 있어 통화가 안되는 것이 아니고 상대방 전화기가 고장이 난 것을 알려주고 있다고 할 수 있을 것이다.

그래서 신경이 마비되거나 죽은 자리에서는 근육에 변위가 생겨도 뇌에 전달을 못해주는 작용과 같다고 할 수 있는데 그렇다고 통증이 없다고 변위가 발생한 자리가 정상이라 말할 수는 없다. 이와 같은 근육과 뼈와 신경계의 작용을 이해한다면 이 원심수기 통증예방 관리비법을 쉽게 익힐 수 있을 것이라 생각하는 바이다.

7. 통증이란 무엇을 말하는가

1. 통증이란

어떤 부위의 근육이나 골격이나 신경계가 정상 궤도를 벗어나 당기거나 늘어나거나 틀어지는 상태가 발생하게 되면 그 정상의 궤도를 벗어났으니 위험할 수 있다고 하는 위기를 알려준다고 할 수 있는 것으로 경고를 의미하는 것이다. 이때 근육이 늘어나고 오그라드는 상태가 골격을 감싸고 있는 모든 근육이 틀어지거나 늘어나는 것이 한 덩어리 즉 전체적인 근육에 변위(變位)가 일어날 수도 있을 수 있고, 또는 한 부위 혹은 한 가닥만의 변위도 생길 수 있는 것으로 그 변위가 일어난 장소에 통증이 오는 것이다.

2. 시술방법

상기의 변위로 통증이 발생하는 것을 알았다면 늘어난 증세인지 오그라들어서 오는 증세인지를 파악해야 하는데 먼저 통증 부위의 팔이나 발이나 둔부나 허리 등을 통증이 있는 방향으로 밀어보고 다시 반대 방향으로 밀어보아 늘어난 통증인지 오그라드는 통증인가 파악하여야 할 것이요, 파악이 되었다면 예로 팔을 밀어보니 통증이 없고 당겨보았을 때 통증이 발생한다면 그 통증의 근육이 당길 때 늘어나지 않기 때문에 통증이 발생하는 것으로 시술은 강제로 당기려 하지 말고 먼저 반대로 더욱 밀어주는 일을 몇 번 실시한 후 서서히 당기는 방법으로 치유하면 굳어 있어 늘어지지 않던 근육이 늘어지면서 통증이 가라앉게 되는 것이다. 반대로 당겨 늘릴 때는 통증이 없다 밀어주었을 때 통증이 발생한다면 먼저 늘려주는 방법을 몇 차례 실시한 후 다시 밀어주는 방법을 시도한다면 또한 통증이 가라앉게 되는 것이다.

3. 주의할 점

이러한 시술을 할 때 무리하게 힘을 가하지 말고 또 근육을 훑어내는 방법으로 밀거나 당기지도 말고 근육이 놀라지 않고 부담이 없을 정도로 가볍게 잡아주거나 눌러주면서 약간의 기(정성)가 있는 마음으로 시술을 하는데 시술자가 손을 압통점에 대었다고 한다면 환자의 근육이 훑어지는 범위가 아닌 방법으로 지그시 밀거나 당겨주는 방법으로 한다면 더욱 좋은 효과를 볼 수 있다.

4. 통증이 발생하는 부위

근육에서 발병되는 근육통증이요, 신경계통에서 발병되는 신경통증이요, 골격계의 관절에 이상이 생겨 발병되는 관절염이나 관절통증이 있을 수 있는데 모든 근육통은 근육에 어떤 힘이나 자극을 가하여 통증이 발생하는 것이라고 할 수 있을 것이다. 또한 근육은 공중에 떠있는 것이 아니고 조면(粗面)이라고 하는 장소에 뿌리를 박고 있는데 그 조면자리에서 많은 통증이 발생하는 것이다.

5. 통증의 분류

① 골격에 변위가 발생하면서 골격 주위를 싸고 있는 신경이 자극을 받아 통증이 생기는 것이다.

② 관절의 마찰통 : 골격이 서로 맞닿아 발생하는 통증으로 관절이 시큰거리거나 시면서 나타나는 통증이다.

③ 골수가 약하거나 골절이나 뼈에 열이 있을 경우에 발병되는 증이다(골증이나 골수염 포함, 약물요법 병행).

④ 신장기능의 저하일 경우에 골에 통증이 있을 수 있다(골다공증 포함, 약물요법 병행).

⑤ 간장기능이 저하되었을 경우에 통증이 생길 수 있다(뼛속이 시

큰거리거나 경련이 일면서 발생하는 통증, 약물요법 병행).

⑥ 퇴행성 관절통 : 골격 사이에 있는 연골이 진액(수분)이 마르면 연골이 수축(건성)이 되면서 골격의 사이가 유착되고 이러다보면 골면에 마찰과 압박이 생기면서 통증이 오는 증세를 말한다.

⑦ 건성에 의한 관절통 : 골에서 진기가 모자라거나 골격과 골격 사이가 열이 있다거나 하여서 진액이 마르거나 수분이 모자라서 발생하는 통증으로 관절이 쑤시는 증세로 나타나거나 열이 있으면서 통증이 있는 경우가 많다. 이 증세는 몸에 수분이나 진기가 모자라는 사람으로 마른 사람이나 화열이 많은 사람이나 평상시 신경이 예민한 사람이나 스트레스를 많이 받는 사람들에게서 나타나는 증세라 할 수 있을 것이다.

⑧ 습성에 의한 관절통(류머티즘 관절통) : 골격과 골격 사이에 습이 많거나 노폐물이나 수분이 많은 사람들에게서 나타나는 통증으로 관절이 붓는 증세라 할 수 있을 것이요, 관절에 물이 차는 증세라 할 수 있는 경우로 몸이나 관절이 무겁고 활동에 부담이 많으면 피로감이 많이 나타날 수 있는 증세라 할 수 있다. 이러한 증세는 몸에 습이 많은 사람이나 수분이 많은 사람들에게서 주로 나타나는 증세라 할 수 있으니 몸이 비만인 사람이나 몸이 잘 붓는 사람이나 몸이 냉한 사람이나 성격이 무딘 사람들에게서 주로 나타나는 관절통이라 할 수 있을 것이다.

⑨ 염증에 의한 관절통 : 염증이라고 하는 증세에는 항상 열이 있기 마련이라 이 증세의 통증은 건성관절과 비슷한 점이 많이

있겠으나 건성의 경우를 지나쳐 염증에 이르는 증세로써 건성은 통증은 있으나 아직은 염증은 발생하지 않은 증세라 한다면 이 증세는 염증이 생긴 증세라 할 수 있을 것이다. 증세로는 관절에 열이 있으면서 쑤시고 아리는 통증이 많이 있고 심하면 붓고 물도 찰 수 있는 증세다. 붓고 물이 찬다고 한다면 습성 관절과 같게 볼 수 있겠으나 습성의 관절은 쑤시는 증세는 없고 통증만 있으면서 맑은 물이 찬다고 한다면 이 증세는 관절이 쑤시면서 농이 생기는 증세라 할 것이다. 이 증세는 치료를 하고 나면 염증이 소멸되면서 모든 관절이 나병자처럼 오그라드는 경우가 많이 발생한다.

⑩ 강직성에 의한 관절통 : 이 증세는 근육이나 건에 어떤 충격이 가해져 근육이나 건이 굳게 되어 관절이 굴신(屈伸)이나 활동이 어렵게 되고 아울러 통증이 나타나는 증세라 할 수 있을 것이다. 또는 어혈이 생겨 기혈이 순환이 원활하지 못하여 발생할 수도 있는 증세로 뼈가 굳어 들어가면서 통증이 생기는 것이다.

⑪ 염좌(捻挫)에 의한 관절통 : 모든 뼈는 제자리가 있고 그 자리에 있어야 굴신이 편안한 것인데 신경계의 변위나 이탈로 인하여 관절이 제자리를 벗어나 발생하는 통증을 말한다.

⑫ 건에서 발생하는 통증: 건이란 근육의 뿌리라 할 수 있으며 이 건이 근육이 원활하지 못하여 건에 통증이 발병하는 경우와 건이 충격을 받아 건이 마비가 되거나 강직되어 발생하는 통증이 있는 경우와 몸에 수분 진액이 부족하여 건이 건조하여지는 원인으로 건에서 통증이 생기는 경우가 있다.

인으로 건에서 통증이 생기는 경우가 있다.

⑬ 근육에서 발생하는 통증 : 관절이 아닌 일반적으로 뭉쳐있는 근육들이 통증이 생기는 증을 말하는데 근육통은 근육에 변위가 발생하여 오는 통증이 있고, 근육이 수분이나 진액이 밭으면서 발생하는 통증이 있고 근육에 어떤 힘을 가하거나 근육이 무리가 가서 발병하는 통증도 있으며, 근육에서 경련이 일어나서 발생하는 통증도 있을 것이요, 골격이 제자리를 벗어나 근육이 제자리를 있지 못하여 발생하는 통증도 있을 것이요, 근육에 어떤 질병이 발생하여 오는 통증도 있을 수 있는 것이다. 우리 몸은 신경과 근육과 골격으로 구성되어 있기 때문에 전신이 통증의 발생 장소라 말할 수 있을 것이다. 이외에 운동이나 근육에 무리를 가하거나 인대 등이 늘어지거나 파열이 되어 통증이 발생하는 경우가 많이 있는데 이 모든 증들이 손끝 하나만으로 간단하게 치유될 수 있다.

6. 근육의 종류

우리 인체에는 크고 작은 근육이나 길고 짧은거나 근육들이 약 360여 개가 있고 그 근육들이 서로 연관이 있으니 예로 목에 이상이 있고 통증이 있어도 허리나 장단족의 원인으로 목이 아플 수 있는 것처럼 발병처와 통증처가 따로 나타날 수도 있다. 그 많은 근육 중에서도 통증을 유발시키는 근육은 크게 약 30여 종이 있다. 또한 한 덩어리의 근육이라 하여도 근육의 질에 따라서는 각각의 근육들이 하는 일이 따로 있으니 예로 당기고 오므리는 역할을 하는 근육이 있는가 하면 밀고 늘리는 역할을 하는 근육이 있고, 좌우로 뒤틀리는 역할작용을 하는 근육들도 있으나 이 많은 근육질들이 함께 어우러져 있기에 우리는 육안으로 확인할 수 없으나 근육이 스스로의 기능을 알고 근육질에 따라 각자의 기능이 제대로 작용되지 못하였을 경우에는 통증이 발생하는 것이다.

예로 하나의 근육 덩어리지만 어떤 경우에는 당길 때 통증이 발생하는가 하면 어떤 경우에는 늘어지는 상황에서만 통증이 발생하기 때문이다. 만약에 하나의 근육 덩어리가 같은 일로 당기는 일이나 늘어지는 일만 한다면 한 가지의 방법에서만이 통증을 느낄 수 있겠으나 통증은 움직이는 상황에 따라서 각각 다르게 나타나는 것을 알 수 있는 것이다.

7. 근육의 기본성질

수축작용과 이완작용과 회전작용이 있을 뿐이다.

8. 현대의학의 한계점 : 약물치료에 의한 의존의 극치다

마약이나 진통제의 주사제를 맞거나 또는 계속하여 약물 치료방법으로 호르몬 주사를 맞으면 인체의 신진대사에서 호르몬 생산이 중단되어 약물을 끊으면 노화가 빨리 오게 된다(이것이 현대 의학의 잘못된 점이다).

현대의학은 의사가 아무리 유명한 일류 박사라고 하여도 전기가 없다면 무용지물에 불과할 것이니 모든 검사방법이 전기가 없다면 판단을 내릴 수 없기 때문이요, 또한 약물검사는 물론 약품 하나 만들 수도 없기 때문이다. 물론 양의가 있기 때문에 수명이 연장되고 급할 때 수술을 하여 치료를 한다거나 전염병 등에 많은 공헌을 한 것은 부정하지는 않겠다. 하지만 이런 모든 일들도 역시 전기가 있어야만 가능한 치료술이라 할 수 있을 것이다.

하지만 우리 전통의학이나 민간요법은 전기와 상관없이 아무리 어둡고 컴컴한 밤중이라고 하여도 맥만 잘 짚는다면 얼마든지 환자의 병을 알아낼 수 있고, 민간약도 우리 주위에 나가면 무수히 많은 식물이나 광물이나 동물들이 있기 때문이다.

양의들이 모든 환자에게 공통적으로 하는 말 중에는 무조건 한약을 먹어서도 안되고 민간요법으로 수기치료나 마사지나 지압도 못하게 하면서 자기네들이 하는 물리치료나 하고 병원치료만 받아야 된다고 말하고 있으면서 양의로 자기들만이 모든 병자를 돌봐야 한다는 식으로 말하고 있다. 예로 양의들 가족이 수술한 경우를 얼마나 보았는가. 그분들은 자기 가족들에게는 수술을 절대 시키지 않고 우리 전통 민중의약을 복용하는 일이 많이 있다.

하지만 양의들은 환자를 치료하는 것이 아니고 병을 진통제나 마약으로 감추어 두거나 현상을 유지시키는데 급급한 게 사실이다. 예로 감기약에도 필로폰이라는 환각제를 넣어 만들고 있다고 방송까지 나오지 않았는가. 그러다보니 나중에는 그 함량으로 환각이나 진통작용이 없으면 약 이름만 바꿔가면서 마약의 함량만 올려가고 있으니 우리 국민들을 마약중독자로 만들어가고 있다고 보아야 할 것이다. 감기약에도 이럴진대 신경통 관절염증에 쓰는 약에는 어찌 마약이나 환각제가 들지 않았다고 말할 수 있겠는가!

 나는 그분들한테 말하고 싶다. 그렇게 한약이 잘못된 약이고 민간 요법이 잘못되었다고 한다면 그분들은 밥도 국도 찌개도 또는 우리 전통의 장류도 먹지 말고 양약만 먹으면서 살아보라고 하고 싶다. 왜냐하면 우리가 먹는 모든 주식이 또한 한약이요, 우리가 먹는 모든 장류나 김치·무·배추·나물할 것 없이 한약이 아닌 것이 없다. 다만 약명으로 부를 때와 식품으로 부를 때 명칭만 다를 뿐이지 실상은 같은 물건이라 할 수 있을 것이다. 예로 마늘로는 먹을 수 있는 식품이나 대산이라는 약으로는 먹을 수 없는 약이고, 메밀로는 먹을 수 있는 식품이나 양맥이라는 약으로는 먹을 수 없는 약이라 할 것이기 때문이다. 또는 머위로는 식품이라 먹을 수 있으나 관동화는 약이라고 하여 먹지 못하게 할 것이다.

 또한 그분들도 여름에 즐겨 먹는 삼계탕 같은 것에 황기가 안 들고 밤 대추가 안 들고 녹각이 안 들어갔다고 한다면 과연 그분들이 그 음식을 잘 먹었다고 말할 수 있는 사람들인지 말을 하지 않을 수 없는 것이다. 우리가 주식으로 먹는 쌀이나 무나 배추는 지금의 유전자가 백년 전 아니 천년 만년 전부터 지금까지 그대로 유지되고 있고, 또한 우리 인간의 유전자가 지속되어 지금까지 내려오면서 그 음식물 그 약물들을 먹으면서 살아왔고, 그렇게 살아오면서 치료효과나 약성분이 역사적으로 증명되어 현재까지 사용되고 있는데 지금에 와서 한약은 먹어서는 되네 안되네 하면서 자기들의 방식으로 검증이 되었네 안되었네 하면서 말을 많이 한다.

몇천 년을 내려오면서 증명된 내용을 이제 백 년의 역사도 못되는 양의가 자기들 가치로 점증을 논한다는 것은 조금은 어린애 장난 같은 말로 들리는 때도 있다. 자기들 가치대로 검증을 하겠다고 한다면 우리 민간요법의 의약품이나 모든 동식물들을 일일이 검사를 하여야 할 것으로 생각한다.

그러나 하나의 식물을 연구 검증하는데 5~6년이 걸리고 수십 억의 자금이 드는 것을 본다면(예로 귤껍질에서 동맥경화 치료제를 개발했다고 하면서 6년을 연구하였고 연구비는 약 60억이 들었다고 발표한 일이 있다. 하지만 우리 민중 전통의약에서는 귤껍질을 동맥경화에 사용된 것이 수백 수천 년부터 사용되고 있었으며 동맥경화 중에서도 신경성 동맥경화나 기순환장애에 의한 동맥경화나 소화불량에 의한 동맥경화나 화병에 의한 동맥경화에 사용하던 약이다) 그 수많은 약들을 언제까지 연구하여 국민들이 사용할 수 있게 하겠다는 것인지 어리석은 생각이라 말할 수 있을 것이다.

또한 예를 들어보면 우리의 전통 민중의술의 위대함을 알 수 있을 것이다. 2006년 8월 5일 아침뉴스에 나온 내용을 들어보면 미국에서 중풍이나 신경이 마비된 증에 전기자극요법이라고 하는 방법을 개발하여 신경을 회복시키는 기술이 개발되었다는 뉴스가 나왔는데 그 사람들은 이제 와서 그것을 좀 알았다고 하여 전 세계적으로 떠들면서 자랑을 하고 특허를 내고 있다.

그런데 우리 전통 민중의술에서는 지금 있는 것이 아니고 수십 년 아니 수백 수천 년 전부터 신경을 자극하여 회복시키는 방법을 알고 실시하고 있었으나 성격이 조용한 동방의 점잖은 나라답게 떠들지 않고 있었던 것이다(우리 원심수기 통증예방 관리비법에서 지도하고 있는 시술방법으로 3개월간 대소변도 못가리고 누워만 있던 환자가 즉석에서도 걸어가는 사람도 보았음).

또한 현대 서양의술이 치료한 예를 하나 들어본다면 지금부터 10~20년 전에는 부인들이 허리가 통증이 있다고 한다면 모두 자궁 후굴이라고 하여 수술시킨 일이 있는데 지금에 와서는 허리가 아픈 사람에게 자궁의 후굴로 그러니 자궁수술을 하라고 하는 말 자체가 없어진 지 오래되었다.

그렇다면 그동안 후굴이라고 하여 수술을 한 사람들은 의사들이 제대로 병을 검증하여 수술을 했다고 말할 수 있는지 궁금하지 않을 수 없다. 즉 그때그때 자기들의 입맛대로 병명을 만들어가면서 변하고 있다면 앞으로도 양의학은 제대로 검증되어 치료하는 일은 없고 임시변통으로 치료하는 일로 일삼을 것이라고 말할 수 있을 것이다. 이외에도 많은 사례가 있으나 여기서는 이만 생략하겠다.

방송에 나온 이야기로 우리나라는 디스크공화국이라고 하면서 전 세계에서 디스크로 인하여 수술한 사람의 4분의 1이 한국 사람들이고 한국 의사들의 손에 의하여 행해지고 있다는 내용이다. 지금 허리에 통증만 있다면 무조건 디스크수술을 시키고 보는 것이 현실인 것이다. 하지만 우리 전통 통증예방 관리요법에서는 허리의 통증을 종류별로 구분하여 즉석에서 치료되는 일이 다반사로 많이 있으니 우리 전통기술이 얼마나 좋은 기술인지 알 수 있을 것이다.

9. 민족 전통 치료방법으로 두통을 다스리는 방법을 예로 들면

1. 머리 아픈증이란

머리 아픈증이란 뇌 안에서 열이나 과로나 스트레스나 화병이나 어떠한 문제가 발생하여 뇌가 압을 받으면 발생하는 것을 말한다.

2. 머리 아픈증의 발생부위

① 후두골이 통증이 있거나 무겁고 아픈증은 고혈압이나 저혈압일 경우가 많다 : 뒤통수뼈의 조면 부위 통증, 뒤통수뼈 후두골과 양측의 마루뼈가 만나는 곳. 또한 고혈압으로 인한 두통은 아침이나 밤에 증상이 나타나는 경우가 많다. 결명자(決明子), 하고초(夏枯草), 백질려(白蒺藜), 측백엽(側柏葉), 갈근(葛根), 산사(山査), 대계(大薊), 엉겅퀴, 영지버섯, 옥발(玉髮), 은행잎, 희첨(豨薟), 천마(天麻), 용규(龍葵), 송엽(松葉) 등을 사용한다.

② 편두통으로 우측이 아픈 경우에는 기허두통이 있다 : 우측머리 아픈증으로 이마뼈, 관자뼈, 마루뼈가 만나는 장소, 즉 태양혈.

세신(細辛), 천마(天麻), 백지(白芷), 위령선(威靈仙), 쪽(藍實, 남실), 만형자(蔓荊子), 작두콩, 감국(甘菊), 강활, 고등어, 고본, 창이자, 독활, 라벤더, 로즈마리, 만병초, 전복 등을 사용한다.

③ 편두통으로 좌측이 아픈 경우에는 혈허두통이 있다 ; 좌측 두통으로 이마뼈, 관자뼈, 마루뼈가 만나는 장소, 즉 태양혈. 세신(細辛), 천마(天麻), 백지(白芷), 위령선(威靈仙), 쪽(藍實, 남실), 만형자(蔓荊子), 작두콩, 감국(甘菊), 당귀, 하수오, 상심, 천궁, 단삼, 담죽엽(조릿대), 구절초, 국화, 국화주 등을 사용한다.

④ 머리 전체가 울리면서 쑤시는 것처럼 아픈증은 감기몸살에 의한 증이다 : 갈근(葛根), 감국(甘菊), 강활(羌活), 계지(桂枝), 고본(藁本), 곽향(藿香), 독활(獨活), 마황(麻黃), 만형자(蔓荊子), 박하(薄荷), 방풍(防風), 백지(白芷), 상엽(桑葉), 세신(細辛), 석고(石膏), 신이(辛夷), 소엽(蘇葉), 생강(生薑), 총백(蔥白) 등을 사용한다.

⑤ 정수리 통증 : 화병이나 스트레스다. 또는 신열로 발생하는 머리 아픈증이다. 정수리 양측의 마루뼈가 만나는 장소, 즉 백회혈. 이때는 신경을 안정시킬 수 있는 약을 사용하면 잘 낫는다. 산조인(酸棗仁), 죽여(竹茹), 석창포(石菖蒲), 맥문동(麥門冬), 갈근(葛根), 녹차(綠茶), 감잎차, 황연(黃蓮), 치자(梔子), 하고초(夏枯草), 향유(香薷) 등을 사용한다.

⑥ 앞이마 통증 : 위장병이나 소화불량에 의하여 발생하는 머리 아픈증이다. 이마뼈 안면골이 만나는 장소, 또는 술이나 담배중

독, 만성신장염, 변비, 만성위염 등에도 앞머리가 통증이 있다. 고본 (藁本), 백부자(白附子), 박하(薄荷), 백지(白芷), 만형자(蔓荊子), 세신(細辛), 전충(全虫), 천마(天麻) 등을 사용한다.

⑦ 미능골통(尾陵骨痛) : 양 눈썹 위로 인당 부위에 통증이 있을 경우에는 시력과 관련하여 시신경이 상하거나 눈에 이상이 있어 발생하는 두통이다. 미능(眉陵) 안와(眼窩)와 접형골이 이탈 시에 발생한다.

⑧ 상기 역기가 되어 발생하는 머리 아픈증 : 뒤통수뼈와 정수리 또는 액정(額顳)까지 변화가 많다. 혈압과 유사하다.

⑨ 뇌종양으로 아픈 두통은 오전 중에 윗머리가 아픈 경우가 많다. 또한 뇌종양의 두통은 머리를 흔들거나 머리를 갑자기 들면 통증이 더욱 심해지는 것이 특징이다.

⑩ 신경쇠약으로 인한 두통 : 머리가 무겁고 머릿속이 텅 비어 있는 것 같으면서 통증이 있다.

3. 머리 아픈증의 발생원인

1) 혈압의 상승작용에 의한 머리 아픈증
혈압이 상승원인은 다음과 같다.

① 화를 많이 끓인다거나 속을 많이 상한 사람들에게서 혈압상승 작용이 나타나는데 증세는 뒷목이 뻣뻣하여지거나 얼굴에 불안

한 증세가 많이 있을 수 있는데 이러한 증세가 있으면서 머리 아픈증이 발병된다.

② 심장이 불안하고 부정맥이 있는 사람이 혈압상승작용이 나타나는데 증세는 항상 긴장하고 심하면 불면증까지도 생기면서 머리 아픈증이 발병한다.

③ 혈이 허한 사람들이 혈압이 올라가는 원인이 있는데 우리 속된 말로 하면 고기는 물이 적으면 불안하게 노는 것과 같이 몸에 혈이 적어 심장에 들어오는 혈류량이 적은 사람들은 심장이 불안하다보니 혈압이 상승하는 일이 발생하고 그로 인하여 머리 아픈증이 발병되게 되는 원인이 있다.

④ 피가 맑지 않고 탁하면 혈액의 흐름이 더뎌지고 그러다보면 혈관에 혈류량이 원활하게 흐르지 못한 관계로 혈류량의 압력에 의하여 혈압이 오르게 되면서 머리 아픈증이 발생하는 것이다.

⑤ 또는 혈전으로 혈관이 좁아지는 경우가 발생하여 뇌에 혈액공급이 적어진 원인으로 머리 아픈증이 발생하는 원인이 된다.

⑥ 혈관이 유착되어 좁아지는 원인으로 뇌에 혈액공급이 원활하지 못한 관계로 혈압상승의 원인이 되어 두운증이 생기면서 머리 아픈증이 발생하는 원인이 된다.

⑦ 또는 신장염이나 신우염이 있는 경우에도 혈압이 상승한다.

2) 기가 허약하거나 과로로 발생하는 머리 아픈증

기가 허약해지는 원인과 증상은 다음과 같다.

① 쉽게 피로를 느끼고 매사에 의욕이 없으며 심신이 피곤한 상태가 나타나는 경우가 많이 있다.

② 출혈이 있거나 하면 기가 떨어지게 되고 그 원인으로 피로감이 오면서 머리 아픈증이 발생한다.

③ 영양공급이 원활하지 못한 관계로 기가 허해지게 되고 그 원인으로 머리 아픈증이 발병되는 경우도 많이 있다.

④ 성생활이 과다하면 기가 허해지게 되고 피로를 많이 느끼게 되고 그로 인하여 머리 아픈증이 발병되게 된다.

⑤ 무리한 육체적인 노동이나 정신적인 노동으로 인하여 사람이 쉬 피로를 느끼면서 무력감이 오고 그 원인으로 머리 아픈증이 발생하는 일도 많이 있다.

⑥ 배탈이 난다거나 설사를 하게 되면 기가 떨어지는 원인이 되어 머리 아픈증이 발생하는 경우도 있다.

⑦ 만성적인 어떤 질병이 있는 사람이 피로감을 많이 느낄 수 있는데 예로 위장질환을 오래 앓고 있다거나 결핵이나 심장질환이나 간장질환이나 신장질환 등을 오랫동안 앓고 있는 사람들을 들 수 있을 것이다.

3) 혈이 허해서 발생하는 머리 아픈증

증상은 손발이 저린 증세나 피로감이나 심장의 정충이나 불안 등의 증세가 있고, 또는 눈이 어두워진다거나 추위를 많이 탄다거나 여자들은 생리통이나 불순 등의 증세가 있다. 또는 피부가 건성으로 되어 갈라지거나 까칠까칠하면서 피부가 윤택하지 못한 경우도 있으면서 머리 아픈증이 오는데 주로 좌측의 한쪽의 머리만 아픈 증으로 나타난다. 혈이 허해지는 원인은 다음과 같다.

① 출혈이 심하면 혈이 허해지고 혈이 허해지다보면 머리 아픈증이 발생하는 경우를 말하는데 주로 좌측에서 발생한다.
② 영양부족이 되면 혈이 허해지는데 몸이 야위고 피로감이 있으면서 여기저기 많은 곳에서 통증이 나타나면서 발생하는 머리 아픈증도 발병된다.
③ 장이 약한 사람이 영양흡수를 못해서 혈이 허해지는 경우로 위와 같은 증상이 나타난다.
④ 골수가 약한 사람은 골수에서 혈을 생산하지 못하기 때문에 혈이 허해지게 되고 골수에서 열이 발생하여 심하면 골수염이나 골수암이나 골다공증도 있을 수 있는데 혈의 생산이 어렵다보니 혈허증이 되고 머리 아픈증도 발병하게 된다.

4) 감기 등으로 발생하는 머리 아픈증

감기의 원인은 양의에서 말한대로 세균성의 전염을 말할 수 있겠으나 여기서는 이 세균들이 침입할 수 있는 사람을 말한다. 폐가 약하거나 기관지가 약한 사람들을 들 수 있으니 이러한 사람들은 감기세균에 약하여 감기에 잘 걸리는 경우가 많이 있으면서 머리 아픈증이 발생한다. 영양이 부족하여 신체가 허약한 사람들이 세균에 감염이 잘되다보니 감기의 세균에 약하다 할 수 있을 것이요, 원기가 허약한 사람들이나 피로가 많은 사람들이 세균의 침입을 이기지 못하여 감염되어 감기에 잘 걸리는데 이 경우에 증세는 허한(虛汗)증으로 식은땀이 많이 나는 경우가 있으니 감기약을 복용하는 것보다 피로를 풀고 보를 하는 약을 복용하는 것이 옳다고 말할 수 있을 것이다. 피부가 약한 사람이나 피부가 냉한 사람들이 감기에 잘 걸리는 경우가 있다.

5) 화병이나 신열로 발생하는 머리 아픈증

이것은 43쪽 ①에서 말한 신경성이나 혈압이 아닌 것으로 몸에 열이 있는 것을 말하고 있으니 평상시에 신열이 많이 있는 사람이나 다혈질적인 사람들을 말하고 있다. 신열이 나는 이유로는 변비가 있는 경우에 신열이 있으면서 머리 아픈증이 나타나는 경우가 있다. 평상시 심장이 허약하거나 놀라거나 불안한 사람들이 몸에서 열이 나면서 머리 아픈증이 발생하는 경우가 있다. 몸에 수분이나 피가 적은 사람들이 심장이 불안하면서 신열이 나는 경우가 많다.

6) 위장병이나 소화불량에 의하여 발생하는 머리 아픈증

증상은 식곤증이나 식후 포만감이 있는 경우가 많이 있고, 또는 복통이나 설사가 있는 경우도 있으며, 또는 속이 쓰린다거나 음식을 먹어도 조금 있으면 허기를 느끼면서 다시 음식을 먹으려 하는 경우가 있다거나 속이 미식거리거나 구토를 하는 경우가 있다. 또는 위하수증이나 무력증 등이 있을 수 있다. 소화불량의 원인으로 과음 과식을 들 수 있고, 또는 너무나 자극성이 있는 음식을 먹는다거나 짜고 맵게 먹는 경우도 있을 것이다. 음식을 너무나 싱겁게 먹어도 소화에 어려움이 따를 수 있을 것이다. 담즙 생산이 적은 사람들이 육식이나 기름류나 마가린류 등을 먹고 나면 소화를 못 시키고 어려움이 생길 수 있다.

7) 시신경을 상하거나 눈에 이상이 있어 발생하는 머리 아픈증

주로 미능골통이라 하여 눈두덩 주위로 통증이 있는 증을 말한다. 책이나 컴퓨터 등을 많이 보는 사람들이 시신경에 무리가 가서 발생하는 경우가 많이 있다. 신경을 많이 쓰면 눈이 어두워지면서 미능골에 통증이 생기는 경우요, 과로를 많이 하거나 감기증이 있을 경우로 감기는 한방에서 말하는 양명 감기증이 있을 경우 미능골에 통증이 있는 경우가 있으며, 영양실조로 눈이 어두워지면서 미능골통이 발생할 수 있는 것이다.

8) 상기 역기가 되어 발생하는 머리 아픈증

주로 뒷목이 무겁고 굳어 있는 것 같은 기분이 들면서 통증이 오는데 가슴이 답답하고 얼굴이 붓거나 무겁고 심하면 얼굴에 열이 있어 붉은 홍조가 많이 나타나고 숨이 차는 증을 느낄 수 있다. 상기 역기의 원인은 신경을 많이 쓰거나 마음 상하는 일이 많이 있을 경우요. 기운동을 하는 사람들이 기의 조절을 잘못하여 상기가 되고 역기가 되는 경우가 있다.

4. 민속 전통요법에서 두통을 제거하는 방법

① 양파나 고추냉이를 짓찧어 목덜미나 장딴지나 발바닥에 붙인다.
 염증으로 인한 두통은 이 방법을 사용하면 깨끗하게 없어진다.

② 각종 두통에는 천마생즙 100g 정도 마시거나 천마발효액, 또는
 천마로 담근 술 한 잔을 마시면 두통이 쉽게 사라진다. 하지만
 두통에는 여러 종류의 원인이 있으니 근본적으로 치료하려면
 원인을 알아 먼저 원인을 치료한 후 복용하는 것이 유리하다.
 또한 두통의 위치에 따라 다르니 앞머리 부분의 통증은 백지를,
 윗머리 부분이 아플 때는 강활을, 옆머리가 아플 때는 시호를,
 산후 두통에는 오얏(자두)을 달여 복용한다.

③ 백지·천궁·세신을 각 4g 정도를 백지·천궁은 따뜻한 물에 3
 번 반복하여 우린 다음 진하게 졸여 농축액을 만들고, 세신은
 분말을 만들어 이것을 꿀을 섞어 알약을 만든다. 하루에 3회 1
 회에1~2g씩 식사 후 1시간쯤 있다가 먹는다. 고혈압으로 인한
 두통에도 효험이 아주 좋다. 약을 먹고 30분이 지나면 두통이
 사라지기 시작한다. 3일 정도 먹고 나면 아주 가벼워지고 1주일
 쯤 지나면 완전히 사라진다.

④ 도인·천궁 각 10g, 당귀·백작약 각 12g, 생지황·숙지황 각
 15g, 홍화 8g을 물로 달여 하루에 3회 식사 후에 먹는다. 15일 정
 도 지나면 모든 두통이 거의 사라진다.

⑤ 천궁을 쌀씻은 물로 하루 저녁을 담가 두었다가 건조하여 곱게 분말한다. 천궁과 꿀을 1 : 6 의 비율로 섞어 1회에 3~4g씩 식사 전에 하루 3회 먹는다. 천궁은 진정작용이 있어 머리가 어지러우면서 통증이 있을 때 특히 효험이 있다. 또한 신경쇠약으로 인한 두통에 좋다.

⑥ 산국화꽃 10~15g을 물 200 *l* 에 달여 하루 3회 식간으로 먹는다. 꽃잎을 분말하여 먹어도 무방하다. 감기로 인한 두통은 물론이고 모든 두통에도 효과가 있다. 산국화꽃은 머리를 맑게 하고 기억력을 좋게 하며 뇌의 혈액순환을 좋게 한다. 갑자기 과용하면 체온이 떨어지면서 심장기능을 약화시킬 수 있으니 과용은 피해야 한다.

⑦ 도꼬마리(창이자)는 비염이나 축농증을 치료하는 효능이 있으므로 콧병으로 인한 두통에는 효과가 좋다. 하지만 과용은 오히려 머리가 더 아플 수 있으니 과용은 금물이다.

⑧ 순비기나무 열매는 진정·진통·해열작용이 있어 감기로 인한 두통에 효험이 좋다.

⑨ 고본 6~8g을 물 300 *l* 에 넣고 10~15분 정도 달여 하루 3회 나누어 먹는다. 고본은 막힌 기를 뚫어주고 두통을 멈추게 하는 작용이 있는데 특히 후두골 통증에 좋다.

제Ⅱ부

원심수기 통증예방 관리비법의
시술방법

.

1. 두 통

1. 앞머리 아픈증

환자를 바르게 눕게 한 자세에서 술자가 환자의 머리 위 부분에 앉아 먼저 양 손의 엄지손가락을 이용하여 인당에서부터 백회혈 방향으로 근육을 약간 누른 상태로 위로 올리는데 끌거나 훑는 방법이 아닌 한 번 손을 짚으면 짚은 그대로 백회혈 방향으로 당겨 올리는데 양 손의 엄지손가락을 딱 밀착시킨 상태에서 교대로 하면서 당겨올린다. 이때 약간의 압력을 넣어 밀어올린 상태에서 약 3~5초 사이로 하는데 2~3회 반복하여 실시한다.

(사진 1-1)

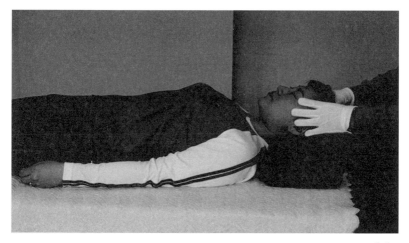

1-1

2. 좌우 옆머리 아픈증

양측 태양혈에서부터 백회혈 방향으로 당겨올리는데 이 자리는 한 손만으로 하는데 엄지를 제외한 네 손가락과 손바닥을 이용하여 위로 당겨올린다. 이와 같이 3~5회 실시하면 즉석에서 앞머리 아픈증이나 옆머리 아픈증은 치유되는 것을 알 수 있을 것이다.

(사진 두통 1-1, 1-2)

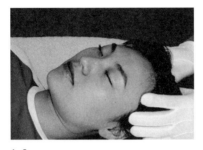

1-2

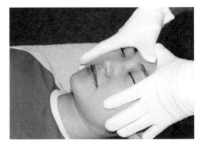

1-3

3. 미능골(眉陵骨) 머리 아픈증

양 손의 엄지를 이용하여 양측의 눈썹 중간 부위 위부터 다시 백회혈 방향으로 같은 방법으로 실시한다.

(사진 두통 1-4, 1-5)

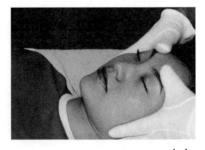

1-4

4. 뒤통수(후두골)의 통증

환자를 바르게 눕게 한 후 한 손을 환자의 등에 있는 신주혈(4~5번 등뼈) 위치까지 밀어넣은 후 경추의 양옆 근육에 손을 짚고 머리 방향으로 당기면서 올리는데 올라오면서 오는대로 머리를 위로 쳐들어 올려가면서 실시한다. 이와 같이 3~5회 실시하면 즉석에서 치유되는 것을 알 수 있을 것이다.

(사진 경추 4-12, 4-13)

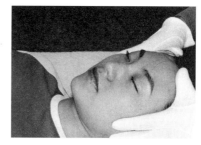

1-5

5. 눈동자가 빠질 것 같으면서 머리 아픈증

눈의 시신경에 이상이 있어 발병되는 증으로 인당에서부터 백회혈 방향으로 양 손의 엄지손가락을 교환하는 방법으로 위로 당겨주는 방법을 3~5회, 1회에 약 3초 가량의 시간을 당기면서 기를 주입하고, 다시 눈동자 주위를 손가락을 이용하여 압박하되 통증을 느낄 정도로 하는데 2~3회 실시한다. 다시 태양혈 주위를 마사지하면서 기를 주입하기를 3~5회 실시하면 눈의 통증이 사라지고 눈이 밝아지는 것을 알 수 있을 것이다.

(사진 두통 1-3, 눈 2-1, 2-2, 두통 1-1, 1-2)

6. 상기 역기가 되어 발생하는 머리 아픈증

뒤통수뼈(경추)와 뒷목이 무겁고 굳어지는 것 같은 상태로 목이 무겁고 활동이 어려우면서 발생하는 머리 아픈증이 있는데 환자를 반듯하게 눕게 한 후에 등뼈(흉추) 2~3번부터 뒤통수뼈(경추)를 향하여 당겨주면서 기를 주입하기를 2~3회 반복해 주면 즉석에서 목이 시원함을 느낄 수 있을 것이다.
(사진 경추 4-12, 4-13)

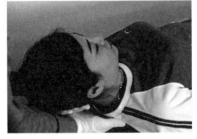

4-12

또는 환자를 바르게 앉아 있게 하고 목을 전후좌우로 돌려보면서 통증이 나타나는 곳을 찾아 통증이 있는 그 자리에서 통증이 있는 곳에 기를 넣으면서 근육을 조절해 준다면 즉석에서 시원함을 느낄 수 있을 것이다.
(사진 기본동작 1, 2, 3, 4, 경추 4-8, 4-9, 4-10)

또한 이 증세가 가슴에 이상이 있으면서 발병된 증이라면 먼저 가슴을 풀어준 후 다시 목을 풀어준다면 더욱 시원함을 즉석에서 알 수 있을 것이다.
(사진 흉통 8-1, 8-2, 8-3, 경추 4-2, 4-3, 4-4, 4-8, 4-9, 4-10, 4-11)

7. 주의할 점

 위장질환의 머리 아픈증이나 화병이나 혈허증으로 오는 머리 아픈증이나 혈압 등으로 발병된 머리 아픈증은 임시변통의 치료는 될 수 있으나 근본적인 치료라고 말할 수는 없을 것이다. 이와 같은 원인으로 머리 아픈증이라면 근본적으로 약을 복용하면서 치료해야 완치가 될 수 있을 것이다. 왜냐하면 손으로 치료하는 방법은 근육이나 골격이나 신경계통의 변위로 인한 통증을 제거하는데 그 의미가 있으나 손으로 피를 보충한다거나 위장을 보를 한다거나 혈압이나 화병 등을 내려줄 수는 없기 때문이다. 임시변통으로 위장질환에 의한 두통이라면 먼저 위와 장을 마사지하고 두통 치료 방법을 시술한다면 임시로 통증은 제거할 수 있을 것이다.

(사진 복부 15-1, 15-2, 두통 1-3, 1-4, 1-5)

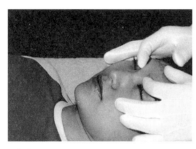
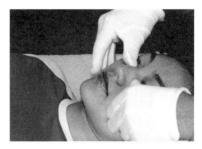

2-1   2-2

2. 목뼈 통증

1. 목뼈 통증의 종류

① 목디스크
② 좌우회전 불편
③ 전후운동 불편

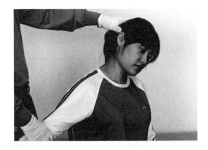

4-1

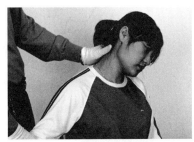

4-2

2. 발생원인

① 신경을 많이 써 발생하는 목뼈 통증이나 고혈압 등으로 발생한
   목뼈 통증
② 화병이나 화열이 상열이 되면서 목뼈 주위의 근육이 건조되는
   바람에 발생하는 목뼈 통증

③ 팔을 무리하게 활동하는 바람에 발생하는 목뼈 통증

④ 어깨뼈가 좌측이나 우측으로 변위가 발생하는 바람에 발생하는 경추 통증

⑤ 등쪽의 근육이 굳거나 어깨뼈의 근육이 굳는 바람에 발생하는 목뼈 통증

⑥ 베개 등을 잘못 베어 발생하는 목뼈 통증

⑦ 목 주위의 근육에 무리가 가해지는 바람에 발생하는 목뼈 통증

⑧ 척추나 골반에 변위가 생기거나 또는 장단족(長短足)에 의하여 목뼈에 통증이 생기는 경우

⑨ 기가 허한 바람에 목이 처지면서 발생하는 목뼈 통증

⑩ 목디스크

⑪ 상기 역기가 되어 목뼈가 굳어지면서 발생하는 목뼈 통증

⑫ 혈압의 상승작용으로 목뼈에 통증이 발생하는 경우

3. 증상 및 치료방법

1. 신경을 많이 써 발생하는 목뼈 통증이나 화병 등으로 발생한 목뼈 통증

가슴의 젖가슴 사이가 답답하거나 무엇이 막혀 있는 것 같은 느낌이 드는 경우가 많이 있으면서 양 젖가슴에 통증이 있는 경우가 많이 있고, 이 통증이 상부의 중부운문혈(中府雲門穴) 방향으로 이

어지면서 통증이 있다. 이러한 증세가 발생하게 되는 것은 가슴에 화나 열이 생기게 되면 잔중옥당혈(膻中玉堂穴) 주위의 근육이나 젖가슴 주위의 큰 가슴근의 근육들이 수축이 되게

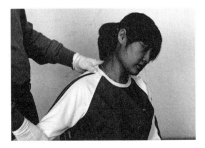

4-3

되고 근육이 수축되다보니 통증도 발생하는 것이다. 또한 이 증세는 어깨의 견정혈(肩井穴) 주위의 근육에 응어리 같은 덩어리가 형성되어 있으면서 통증도 있을 수 있다.

또 화병이 있는 환자는 등쪽의 등뼈 4~5번 주위에 통증이 많이 발생하면서 고통스러워하는데 이러한 원인으로 목 주위의 근육이 뻣뻣하면서 무거운 느낌이 들게 되고, 심하면 목이 전후좌우로 회전도 어렵게 되는 경우가 많이 있다.

■ 시술방법

목(경추)만 고치려고 목에다 침만 놓거나 목에 기만 주입하려는 경우가 많은데 이러한 방법으로는 치료가 불가능하다. 먼저 가슴의 잔중 옥당혈 부위에 한 손가락을 대고 상이나 하 방향으로 손을 이용하여 근육을 이완시켜 주는 방법을 시행한다. 다시 잔중 옥당혈부터 좌우나 대각선인 중부 운문혈 방향으로 밀었다 당겼다 하는 방법으로 3~5회차 실시하면서 약간의 기를 주입하는 방법을 한다면 즉석에서 속이 터지고 시원한 감을 느낄 수 있을 것이다.

이와 같이 가슴을 먼저 풀어준 후에 목뼈(경추) 주위의 근육에 손을 대는데 전후좌우로 돌려가면서 압통점을 찾아 근육을 풀어준다. (사진 흉통 8-1, 8-3, 8-2, 경추 4-2, 4-3, 4-4, 4-5 4-8, 4-9, 4-12, 4-13)

예로 좌측으로 돌리거나 구부릴 때 통증이 있으나 우측으로 돌리거나 구부릴 때는 통증이 없다고 한다면 먼저 통증이 없는 우측으로 목을 밀거나 돌려놓고 압통점에 기를 2~3회 주입하면서 근육을 풀어주고, 다시 통증이 있는 좌측으로 목을 돌리거나 밀어놓고 압통점이 있는 부위의 근육을 풀어주면서 기를 주입하기를 4~5회차 실시한다면 즉석에서 목이 회전되면서 통증이 사라지는 것을 느낄 수 있을 것이다. 다만 고혈압에 의한 통증은 수기치료는 불가능하니 약을 복용하는 치료방법이 옳다고 할 수 있을 것이다.

2. 화열이 상열(上熱)되면서 목뼈(경추)에 통증이 있는 경우

상열이 되면서 목뼈(경추) 주위의 근육을 건조시키는 바람에 발생하는 목뼈 통증이라 할 수 있다. 화병이나 신경성 같은 원인의 화나 열이라면 1에서 시술한 방법으로 치료하면 가능하나 여기서 말하는 화열이 상열된 증세는 혈허열이라거나 감기 몸살 등으로 발생하는 열로 심장과는 무관하게 발생하는 열을 말한다.

■ 시술방법

목을 전후좌우나 간방(間方)의 대각선 등으로 움직이면서 통증이 발생하는 근육이나 통증의 위치를 먼저 파악한 후 먼저 통증이 발생하는 방향으로 목을 돌려놓고 통증이 없는 방향으로 근육을 풀어주면서 기를 주입한 후에 반대 방향으로 시술한다면 즉석에서 통증이 제거되면서 목의 회전이 가능한 것을 느낄 수 있을 것이다. (사진 기본동작 1, 2, 3, 4, 경추 4-2, 4-3, 4-4, 4-5, 4-8, 4-9, 4-12, 4-13)

3. 팔을 무리하게 활동(운동)하는 바람에 발생하는 목뼈 통증

이 경우에도 압통점을 찾는데 이때는 어깨뼈의 내측에 통증이 있거나 견정혈 주위에 통증이 있으면서 목뼈에 통증이 있는 경우가 많이 있는데 검사방법은 팔을 45도 각도로 들고 약간 당기면서 머리를 팔의 반대 방향으로 약간 밀어 통증이 있는가를 알아본다. 이때 통증점이 나타나면 팔을 들고 있는 그대로 통증점에 손을 대면서 근육을 이완시키는 방법을 시술한다.

(사진 기본자세 9, 10, 11, 12, 4-1, 경추 4-2, 4-3, 4-4, 4-5, 4-8, 4-9, 4-12, 4-13, 또는 견비통 6-1, 6-2, 6-3, 6-6, 6-10)

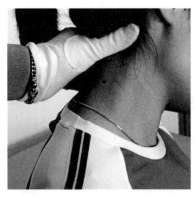
4-4

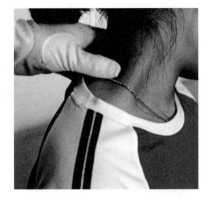
4-5

4. 어깨뼈가 좌측이나 우측으로 변위가 발생하는 바람에 발생하는 목뼈 통증

머리에 무거운 짐을 많이 이고 다닌다거나 무거운 물건 등을 많이 드는 바람에 발생하는 통증으로 팔을 마음대로 움직이기가 어렵다거나 팔을 마음대로 들지를 못하면서 목뼈에 오는 통증을 말한다. 시술방법은 어깨뼈가 내측이나 외측으로 변위가 생겼거나 외부로 솟아올라 올 수 있으니 목뼈 시술에 앞서 먼저 어깨뼈를 바르게 교정한 후에 목의 압통점에 손을 대고 밀거나 당겨주면서 기를 주입하는 방법을 활용한다면 효과를 볼 수 있을 것이다.

■ **좌나 우로 변위가 발생한 증상을 확인하는 방법**
(사진 기본자세 9, 10, 13, 14, 15)

■ **시술방법**
(사진 견비통 6-3, 6-4, 6-6, 6-10, 6-13, 6-14, 6-15)

■ **어깨뼈가 틀어지는 원인**
① 어깨에 무거운 짐 등을 많이 운반한다거나 들고 있는 경우에 틀어지는 일이 많다.
② 가슴의 큰 가슴근이 당겨지는 바람에 어깨가 틀어지면서 어깨뼈가 틀어지는 경우가 많다.
③ 측만증이나 허리뼈에 통증이 있으면서 어깨뼈가 틀어지는 경우

④ 협통증에 의하여 어깨뼈가 틀어질 수 있는 경우

⑤ 머리가 한쪽으로 기울어 어깨뼈가 틀어지는 경우

⑥ 위장장애로 어깨뼈에 통증이 있으면서 틀어지는 경우

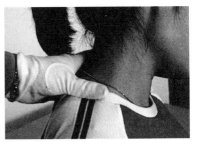
4-6

등이 있다. 이상의 원인에 의하여 목뼈에 통증이 발생하고 목뼈가 틀어지는 경우가 많이 발생한다.

5. 등쪽의 근육이 굳거나 어깨뼈의 근육이 굳는 바람에 발생하는 목뼈 통증 (등근육이 굳는 원인은 배통에서 기록)

■ 굳은 근육 확인사진

(기본자세 5, 6, 7, 8, 9, 13, 14, 15, 등을 실시하여 검사한 후, 시술사진 견비통 6-7, 6-8, 6-9, 6-10, 6-11, 6-12, 1-13, 6-14, 6-15번 등을 실시 후, 경추 4-12, 4-13, 4-9를 실시)

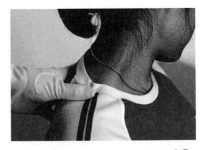
4-7

6. 베개 등을 잘못 베어 발생하는 목뼈 통증

다른 곳에는 이상이 없는데 목 부위만 통증이 있는 증세로 목을 전후좌우로 움직이면서 통증점을 찾고, 또는 간방(間方, 사진 기본자세 3번을 나사형으로 회전)으로 움직여가면서 압통점을 찾아 압통점에 손을 대고 기를 주입하면서 근육을 풀어주면 즉석에서 효과를 본다.

(기본검사 1, 2, 3, 4, 경추 4-1번을 확인)

(사진 경추 4-8, 4-9, 4-12, 4-13, 4-14 참조)

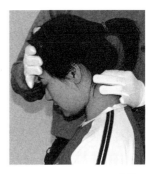

4-8

7. 목 주위 근육에 무리가 가해져 발생하는 목뼈 통증

6의 시술방법과 같이 시술한다고 생각하면 될 것이다.

8. 척추나 골반에 변위가 생기거나 또는 장단족에 의하여 목뼈에 통증이 생기는 경우

(기본자세 16, 17, 18, 19, 20을 검사한 후 척추나 골반시술을 먼저하고, 경추 시술방법 활용)

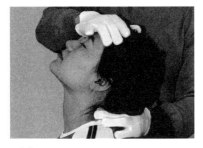

4-9

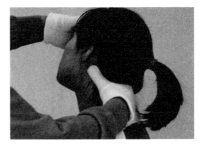

4-10

9. 기가 허한 바람에 목이 처지면서 발생하는 목뼈 통증

손으로 목뼈나 등뼈에 기를 넣으면서 시술은 할 수 있겠으나 근본적으로 약을 복용하면서 시술하는 것이 좋은 방법이다.

■ 기가 허약해지는 원인

① 양기가 너무 많이 소모되는 바람에 피로가 누적되어 기가 허약해지는 경우가 많이 있는데 증상은 피로를 많이 느끼거나, 허리에서부터 은은한 통증이 있거나, 또는 허리의 사용이 무겁고 불편한 가운데 목에 통증을 느끼게 된다. 이 증세는 손으로 시술하는 것은 임시는 될 수 있으나 근본치료는 될 수 없으니 의사의 지시에 의하여 약을 복용하는 방법을 겸해야 할 것이다.

② 혈이 모자라면 기가 적어진다(피가 생산이 잘 안되거나 출혈로 인하여 혈이 적어질 수 있는 경우).

④ 위장장애가 있어도 소화능력이 떨어지면서 기가 쇠약해진다.

⑤ 신경을 많이 쓰거나 무리한 노동을 해도 기가 떨어질 수 있다.

⑥ 주위 환경이나 약물중독으로 기가 떨어지는 경우도 많이 있다.

⑦ 몸이 너무 냉하거나 습이 많다거나 비만증이 있어도 몸이 무거우면서 기가 떨어지는 경우도 많이 있다.

⑧ 말을 많이 하여도 기의 손실이 많다고 할 수 있을 것이다.

이러한 원인으로 기가 떨어지면서 목뼈에 변위가 발생하게 되어 통증이 발생한다.

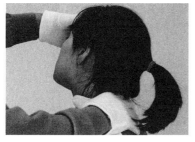
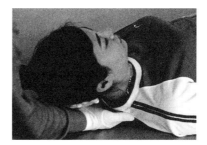

4-11 　　　　　　　　　　　　　　　　　　　　　4-12

10. 목디스크

목을 전후좌우로 돌려보아 통증이 있는 곳을 먼저 찾아 시술하는 데 디스크 주위의 근육을 이완시킨 후 한 손으로 디스크가 있는 부위의 근육을 잡은 상태로 머리를 전후좌우로 회전하게 하면서

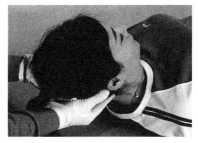

술자는 기를 조율하면 목디스크는 즉석에서 치유된다.

(사진 기본동작 1, 2, 3, 4를 검사한다. 사진 경추 4-4, 4-5, 4-8, 4-9, 4-14번을 실시한다. 다시 디스크가 발생한 경추 4-14번 형태로 잡는다)

4-13

■ 목디스크가 발생하는 원인

① 평상시에 사무직 등에서 근무하는 사람이 머리를 많이 숙이고 일을 하는 경우라 할 수 있을 것이다.

② 머리에 무거운 짐 등을 많이 이고 다니는 경우가 있다.

③ 머리운동이나 목운동 등을 무리하게 하면 근육이 굳어지게 되어 목디스크가 발생하는 경우가 많이 있다.

④ 베개 등을 바르지 못한 자세로 오랫동안 베면 목의 근육이 틀어지게 되어 디스크가 발생하는 경우가 있다.

⑤ 심장의 화열로 상기가 되면 목의 근육이 건조하여지면서 근육이 당기게 되는 바람에 목뼈가 당겨지는 힘을 이기지 못하여 목이 틀어지는 경우가 있다.

⑥ 목 근육이 탄력을 잃어 목이 틀어져 발생하는 디스크가 있다.

⑦ 어깨가 한쪽으로 기울다보면 목뼈가 틀어지게 되면서 발생하는 경우가 많이 있다.

이상의 원인들이 있으니 디스크라 하여 목만 손을 대려 하지 말고 원인을 찾아 먼저 근육을 조정하여 준 다음 목디스크를 시술한다면 즉석에서 치유되는 것을 알 수 있을 것이다.

11. 상기 역기가 되어 목뼈가 굳어지면서 발생하는 목뼈 통증

기공술 등을 하는 사람들이 기가 역기되어 발병하는 경우와 기를 하면서 목에 힘이 들어가는 바람에 목의 근육이 굳어지면서 통증이 발생하는 경우가 있는데 이런 경우의 통증도 먼저 잔중 옥당혈을 풀어준 후에 목을 전후좌우 또는 대각선 방향으로 돌려가면서 통증점을 찾아 근육을 이완시키는 방법으로 시술한다면 목의 통증이 사라지고 목의 부드러움을 느낄 수 있을 것이다.

(사진 흉추 8-1, 8-2, 8-3, 배통 7-1, 7-3, 7-5번 실시 후, 경추 4-4, 4-5, 4-8, 4-9, 4-12, 4-13번을 실시)

12. 혈압의 상승작용에 의한 원인

혈압이 오르는 원인은 크게 3종류로 분류할 수 있다. 심장에 열이 많아 혈압이 오르는 경우가 있는데 이 경우에는 얼굴에 홍조를 띠면서 입이 마르거나 숨이 차오르는 경향이 많고, 심하면 불면증 같은 증세도 나타날 수 있을 것이다. 이 경우에는 수기로 시술하기보다는 약을 복용하면서 시술하는 것이 원칙이겠으나 원심수기 통증예방 관리비법은 가슴의 잔중 옥당혈(사진 흉추 8-1, 8-2, 8-3, 배통 7-6)을 먼저 풀어준다면 가슴의 답답함이 제거되면서 우선은 시원하고 머리나 목뼈도 편안함을 느낄 수 있을 것이다.

또한 심장이 열을 많이 내는 이유 중 하나는 피가 적은 사람들이 열을 빨리 낼 수 있으니 예로 이렇게 설명할 수 있을 것이다. 적은 물에 불을 땐다면 물은 빨리 끓는다고. 또한 심장은 고기와 같다고 의학입문에 있는 말처럼 고기는 물이 적으면 불안하고 어찌할 줄 모르는 것처럼 심장에 피가 적으면 심장이 불안하게 되고 그러다보면 심장에서 많은 열이 더욱 발생하게 되는 것이다.

혈관이 협소하여 혈압이 상승하는 경우가 있는데 이 경우에는 비만인 사람들이 많이 발생하는 혈압으로 비만이 심하면 근육의 힘에 의하여 혈관이 눌리고 그러다보면 심장의 압력을 이기지 못하여 혈압이 오르는 경우가 많다. 이 경우에는 몸이 무겁고 활동이 둔하며, 피부는 혈기가 적거나 지방(수분)기가 많이 있을 수 있고, 물을 먹는다거나 입이 마르는 일은 없다고 할 수 있을 것이다.

혈관에 혈전이 생기면 심장에서 내보내는 혈류량이 원활하게 흐르지 못한 관계로 혈압이 상승하게 되는데, 이 경우에는 혈전을 제거시킬 수 있는 약을 복용하면서 수기시술을 겸한다면 더욱 좋은 효과를 볼 수 있을 것이다. 또한 혈전이 생기는 원인을 보면 피는 뜨거우면 탁해지고 굳어지는 성질이 있기 때문에 뜨거운 약을 복용하는 것

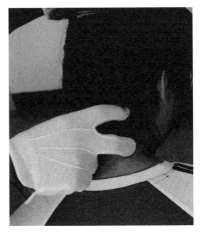

4-14

은 도리어 혈전이 심해질 수 있으니 주의하시라.

혈전을 풀 수 있는 약으로는 민들레나 대나무 진(죽력)이나 잎을 꾸준하게 복용한다면 혈전이 제거되면서 혈압작용도 떨어진다. 증세를 보면 수족이 저린증이나 머리가 어지럽고 저린다거나 뒷 목이 부드럽지 못하고 무거운 감을 많이 느낄 수 있을 것이다.

14. 경추 교정

경추 교정에 3종류가 있다. 시술방법은 누워서 하거나 앉거나 서서 시술할 수 있다. 바르게 누운 자세에서 등쪽 등뼈 4~5번부터 위로 당기면서 기를 주입하는데 머리를 들어주면서 한다.

(사진 경추 4-12. 4-13)

1. 목이 좌우로 회전이 어려울 때

뒤통수뼈의 통증으로 회전이 어려울 때는 누운 자세에서 뒤통수뼈(경추)의 조면자리에 중지로 기를 넣어 시술한다.

(사진 경추 4-12. 4-13)

하지만 뒤통수뼈와 관계없이 목의 좌우회전이 어려울 때는 바르게 앉아 목을 좌나 우로 돌아가는 데까지 돌려놓고 목빗근에 기를 주입하는 방법으로 좌우를 실시하는데 3회 정도 실시하면 목이 좌우회전이 즉석에서 부드러워지고 많이 돌아가는 것을 알 수 있다.

(사진 경추 4- 10, 4-11)

2. 목이 전후로 활동이 어려울 때

앉은 자세에서 목을 전후로 움직이면서 목뼈 1~2번의 측면 주위 근육에 손을 대 기를 주입하면서 환자로 하여금 전후로 최대한 움직이게 실시하면서 서서히 등뼈 방향으로 내려오면서 기를 주입하는 방법으로 시행하는데 등뼈 2~3번까지 실시한다. 이와 같은 방법을 3~5회 시행하면 즉석에서 목이 부드러워진다.

(사진 경추 4-8, 4-9)

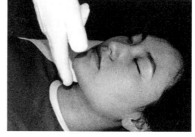

5-1

3. 경추가 앞이나 뒤로 돌아갈 때나 옆으로 돌리기 어려울 때

통증이 없으나 어딘지 모르게 불편한 경우에는 목을 유선형으로 돌려보면 압통점이 나타나는 경우가 있는데 좌나 우로 돌려가면서 압통점을 찾아 압통점에 손을 대고 돌리던 반대 방향으로 먼저 조금 돌려놓은 상태에서 근육을 마사지하면서 풀어준 후 다시 압통점이 나타난 방향으로 돌려가면서 근육을 마사지하면서 풀어주고 기를 주입하면 즉석에서 목이 시원하게 돌아갈 것이다.

(사진 기본자세 4번으로 실시하면서 압통점을 찾아 시술)

3. 어깨뼈 통증

1. 어깨뼈 통증의 종류

① 팔을 들거나 전후 활동이나 회전이 어렵거나 통증이 있는 경우

② 등쪽의 어깨뼈가 통증이 있으면서 팔을 움직이기 어렵고 힘든 경우

③ 목부터 견우혈 즉 어깨 세모근 방향으로 근육이 굳어 있는 상태로 통증이 있으면서 활동이 어렵고 힘든 경우

④ 신경을 많이 쓰거나 속을 상하거나 화병 등이 있는 사람이 가슴에 통증이 있거나 답답한 기를 느끼거나 한숨을 잘 쉬는 사람들이 어깨를 못쓰고 통증을 느끼는 경우

⑤ 위장장애로 소화불량을 느끼거나 속쓰림 같은 증상이 있으면서 팔을 활동하기가 어렵고 힘든 경우

⑥ 피로가 쌓여 어깨근육이 굳으면서 무겁고 통증이 있거나 사용이 불편한 경우

⑦ 어깨가 아래로 처진 상태로 팔을 들거나 회전하기가 어려우면서 통증이 있는 경우

2. 발생원인과 시술방법

1. 팔을 들거나 전후나 회전활동이 어렵거나 통증이 있는 경우

목뼈의 이상유무를 먼저 확인하여 이상이 있다면 먼저 교정을 하는데 목을 전후좌우로 돌리거나 흔들어 가면서 통증이 있는가를 확인하여 시술한 후에 다시 어깨뼈의 통증을 시술하는데 목뼈에 이상이 있으면 목뼈의 시술방법을 이용하고, 어깨뼈의 팔을 전후좌우 상하로 흔들어 가면서 통증을 찾아 기를 주입하는 방법을 이용한다면 즉석에서 시원함을 느낄 수 있을 것이다.

■ 시술방법

(사진 기본자세 9, 10, 11, 12, 경추 4-1, 4-2, 4-3, 4-4, 견비통 6-1, 6-2, 6-3, 6-4, 6-5, 6-6, 6-8, 6-9, 6-15 등 참조)

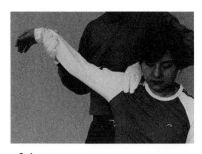
6-1

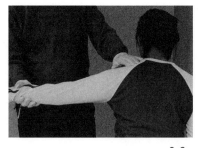
6-2

발병원인은 신경을 많이 쓰거나 속이 많이 상한 사람이 잔중혈 부위가 통증이 있으면서 큰 가슴근이 굳는 바람에 어깨뼈가 굳어 회전이나 들어올리는 일이 잘되지 않고 통증이 많이 생긴다. 즉 이 증세를 오십견이라 하여 치료가 어렵다고 하는데 원심수기 통증예방 관리비법에서는 즉석에서 치유되는 경우를 많이 볼 수 있다.

■ **시술방법**

(사진 기본자세 9, 10, 11, 12, 13, 14, 15번으로 검사 후, 견비통 6-6, 6-10, 6-11, 6-12, 6-13, 6-14, 6-20, 6-21, 흉통 8-1, 8-2, 8-3번 참고)

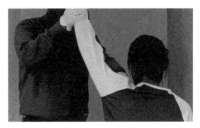

6-3

팔의 회전이나 활동이 어려운 증세를 구분해 보면 다음과 같다.

팔을 상하로 움직일 때 통증이 있는 경우에는 통증의 부위가 어느 곳인가를 먼저 살펴 통증이 있는 곳에 한 손을 잡고 통증이 없는 방향으로 먼저 움직이면서 기를 주입하는 일을 2~3회 실시한 다음 통증이 발생하는 방향으로 밀어주면서 기를 주입하는 방법을 활용한다. 이때 통증은 어깨 세모근이나 등 세모근이나 겨드랑이 아래에 있는 근육에서 많이 발생한다.

■ **시술방법**

(사진 기본자세 9, 10, 11, 12, 견비 통 6-1, 6-2, 6-3, 6-4, 6-5, 6-6, 6-18, 6-19)

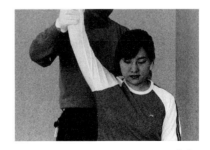

6-4

전후로 움직일 때 통증이 발생하는 경우는 등의 어깨뼈 부위에서 발생하는 통증과 상완골두 전면부나 작은 가슴근(小胸筋, 늑골에서 부리돌기 즉 어깨 내측의 돌기)의 조면자리에서 발생할 수 있는데 이때도 팔을 전후로 흔들어 보아 통증이 있는 곳에 먼저 손을 댄 후 통증이 없는 부위로 기를 2~3회 주입한 후 통증이 있는 곳으로 움직이면서 기를 주입하면 효과를 본다.

■ 시술방법

(사진 기본자세 9, 10, 12, 13, 14, 15, 견비통 6-10, 6-11, 6-12, 6-13, 6-14, 6-16, 6-20번 등 참고)

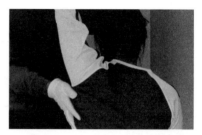

6-5

또 팔이 회전이 어렵고 통증이 있으면 앞뒤로 돌려보면서 통증이 있는 곳을 찾아 한 손을 댄 후 통증이 없는 방향으로 2~3회 회전하면서 기를 넣는다. 다시 통증이 있는 곳에 손을 대고 기를 주입하면서 2~3회 회전하면 팔이 즉석에서 돌아갈 것이다.

■ 시술방법

(사진 기본자세 9, 12, 13, 14, 15, 견비통 6-1, 6-2, 6-3, 6-4, 6-6, 6-7, 6-8, 6-9, 6-10, 6-11, 6-12, 6-13, 6-14, 6-15, 6-16, 6-17, 5-18번 등 참고)

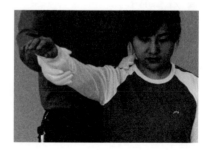

6-6

또는 팔을 들기가 어렵거나 회전이 어렵거나 하는 경우 어깨 빗장뼈와 위팔뼈 머리와 어깨뼈가 맞닿는 어깨끝 부위 즉 견우혈 위치로 어깨 전면부에 통증이 심하면서 움직이는데 고통이 따르는 증세는 환자를 앉거나 바르게 눕게 하고 치료하는 방법이 있다.

■ **시술방법**

(사진 기본자세 4, 5, 6, 17, 견비통 6-1, 6-2, 6-3, 6-4, 6-6, 6-7, 6-9, 6-10, 6-11, 6-12, 6-13, 6-14, 6-15, 6-15, 6-17, 6-18)

앉은 자세로 할 경우에는 한 손으로 어깨뼈 뒤를 등뼈 방향으로 밀면서 누르는 방법을 시행하면서 앞가슴 상단부 즉 부리돌기부터 어깨끝 방향으로 밀거나 당겨주고, 또 마사지하면서 하는 것이다.

■ **시술방법**

(사진 기본자세 9, 10, 11, 12, 견비통 6-7, 배통 7-6)

누운 자세로 시술할 경우에는 그냥 반듯하게 누운 상태에서 가슴 상단부에서부터 어깨 방향으로 근육을 풀어주는데 얼른 반응이 없을 경우에는 7의 시술방법을 실시하거나 어깨 밑을 약간 괴고 실시하면 더욱 좋은 반응을 볼 수 있을 것이다.

■ 시술방법

(사진 기본자세 4, 5, 6, 17, 견비통
6-20, 6-21, 6-18, 배통 7-5)

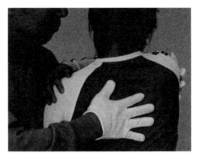

6-7

　또는 팔이 반대쪽 어깨너머 등쪽 방향으로 넘어가지 않고 통증이
있는 경우와, 허리에서 등 뒤쪽으로 올라가지 않고 통증이 생기는
경우가 있다. 이때 어깨너머로 넘어가지 않는 통증이라고 한다면
팔을 넘어가지 않는 범위까지 올려놓고 먼저 통증이 없는 방향으
로 2~3회 기를 주입하여 밀어준 후 술자의 한 손으로 환자의 어깨
너머로 올려놓은 팔꿈치를 고정하면서 가볍게 잡은 상태로 한 손
으로는 환자의 등의 어깨뼈와 넓은 등근(등쪽에 있는 넓은 근육)
과 견갑하근(어깨뼈를 싸서 어깨로 이어지는 근육)과 두 근육 사
이의 능형근 근육을 팔꿈치 방향으로 밀면서 기를 주입하되 이때
팔꿈치를 잡은 손으로는 약간의 기를 넣은 상태로 같이 당겨주는
일을 2~3회 실시하면 팔이 등너머로 수월하게 넘어갈 것이다.

■ 시술방법

(사진 기본자세 13, 15, 견비통 6-1, 6-2, 6-4, 6-5, 5, 6-6, 6-7, 6-8, 6-9. 6-
10, 6-11, 6-12)

또한 팔이 등쪽으로 올라가지 않는 경우 팔을 등쪽으로 올라가는 데까지 올려놓고 견정 견우혈과 위팔뼈 머리 전면부 즉 큰 가슴근의 조면자리와 작은 가슴근의 조면자리를 통증의 반대 방향으로 먼저 2~3회 밀어주면서 기를 주입한 후 다시 견정혈 부위나 등 세모근이나 견우혈 부위나 위팔뼈 머리 부위와 앞가슴 상단부를 등 뒤 방향으로 잡아당기면서 기를 주입하면서 등의 어깨뼈를 약간 눌러주면 즉석에서 팔이 등 뒤로 올라가는 것을 알 수 있다.

■ 시술방법

(사진 기본자세 14, 견비통 6-13, 6-14, 6-15, 6-16, 6-17, 6-20, 6-21, 배통 7-5, 7-6참조)

또 팔을 쳐들어 목 뒤로 넘어가는 것이 불편하고 통증이 있을 때는 어깨뼈가 외부로 돌아갔거나 아래로 쳐져 있는 경우요, 또는 어깨뼈가 앞면으로 숙여 있거나 하는 경우가 많이 있으며, 또는 큰 가슴근이 굳어 있거나 액하(腋下) 근육이 굳어 있는 경우가 많다.

■ 시술방법

(사진 기본자세 15, 견비통 6-3, 6-4, 6-5, 6-8, 6-10, 6-11, 6-12)

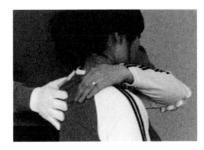

6-8

2. 등쪽의 어깨뼈가 통증이 있으면서 팔을 움직이기가 어렵고 힘든 경우가 있다.

먼저 팔을 평면으로 들어 반대쪽의 어깨너머로 넘겨보는데 넘어갈 수 있는 최대한의 범위까지 실시하는데 양 팔을 교대로 하다보면 많이 넘어가는 팔이 있고 넘어가지 않는 팔이 있는데 이때 넘어가거나 넘어가지 않거나 간에 통증이 있는 팔을 교정한다.

■ 시술방법

(사진 기본자세 13번, 견비통 6-7, 6-8, 6-9)

다시 팔을 등 뒤로 돌려 상 방향으로 들어올리는데 이때도 양 팔을 교대로 실시하면서 어느 팔이 많이 올라가는지 안 올라가는지 살펴보고 올라가면 어떤 팔이 어떤 위치에 올라갔을 때 통증이 있는가를 보아 통증이 있는 자리에 기를 주입하는 방법을 이용한다면 팔이 즉석에서 올라가거나 돌려지는 것을 알 수 있을 것이다.

■ 시술방법

(사진 기본자세 14번으로 확인하고, 견비통 6-13, 6-14, 6-16, 6-17, 배통 7-5)

또는 어깨뼈가 내측이나 외측으로 변위가 발생하여 통증이 있는 경우가 있다. 이 증세를 고황(膏肓)통이라 한다. 이때는 환자를 바르게 엎드리게 하거나 의자에 앉아 있게 하고 어깨뼈가 내측으로 변위가 발생했다면 외측으로, 외측으로 변위가 발생했다면 내측으로 돌려주면서 기를 넣는 방법을 4~5회 하면 편안한 감을 느낄 수 있는데 변위를 확인하는 방법은 환자로 하여금 상체를 벗게 하고 정면의 뒤에서 바라보아 아프지 않은 쪽의 어깨뼈를 정상으로 하여 아픈쪽의 어깨뼈를 아프지 않은 쪽의 어깨뼈처럼 밀어준다.

■ 시술방법

(확인방법 기본자세 14, 15, 사진 견비통 6-10, 6-11, 6-12, 6-13, 6-14)

3. 목뼈 주위의 근육부터 견우혈 방향으로 근육이 굳어 있는 상태로 통증이 있으면서 활동이 어렵고 힘든 경우

우측의 어깨뼈에 변위가 있다면 머리를 좌측으로 약간 밀어놓으면서 살짝 회전시킨 상태로 만든 다음 뒤통수뼈의 등 세모근 상단부터 어깨뼈 방향으로 등 세모근 상단부를 따라가면서 약간의 기를 주입하는 방법을 2~3회 실시하면 효력을 볼 수 있다. 좌측의 변위라고 한다면 우측의 변위와 반대 방향으로 실시하면 가능하다.

■ 시술방법

(사진 기본자세 3, 4, 경추 4-1, 4-2, 4-3, 4-4, 4-5, 4-6)

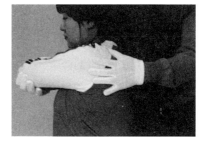

6-9

또한 견정혈 주위의 근육이 굳어 있다면 견정혈 주위에 한 손을 대고 한 손으로 팔을 들어 회전시키면서 기를 주입하는 방법으로 실시하면 효과가 있다.

■ 시술방법

(사진 기본자세 10, 11, 12, 경추 4-4, 4-5, 4-6, 견비통 6-1, 6-2, 6-3, 6-4)

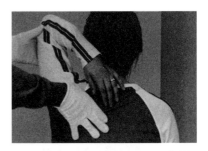

6-10

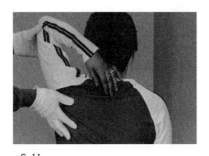

6-11

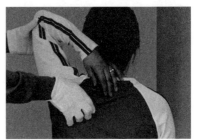

6-12

4. 신경을 많이 쓰거나 속을 상하거나 화병 등이 있는 사람이 가슴에 통증이 있거나 답답한 기를 느끼거나 한숨을 잘 쉬는 사람들이 어깨를 못쓰고 통증을 느끼는 경우

이 경우에는 가슴의 잔중 옥당, 유근, 중부 운문혈을 먼저 풀어주고 다시 견정혈에 손을 대 앞의 방법으로 실시하면 효과를 본다.

■ 시술방법

(흉통 8-1, 8-2, 8-3 , 배통 7-6로 가슴근육을 풀어준 후 견비통 6-20, 6-21, 6-18)

아울러 환자를 반듯하게 눕게 하고 근육을 풀어줄 수도 있고, 또는 환자의 팔을 위로 들어올리거나 들어올린 상태에서 뒤쪽 방향으로 약간 넘겨놓은 상태에서 가슴의 근육들을 풀어준다면 아주 잘 풀리는 경우가 많이 있다.

■ 시술방법

(사진 6-18, 6-19, 6-20)

어깨뼈의 통증이나 팔의 회전이 안되는 증이나 팔을 들지 못하고 굳어 있는 경우와, 오십견 등은 90% 이상이 가슴에서 발병되어 큰 가슴근이 굳어지기 때문이다. 또한 어깨뼈가 외부로 솟아나온 경우나 등이 벌어질 것 같은 경우도 많이 있는데 이 경우에는 어깨가 앞으로 굽은 사람이나 아래로 처져 있거나 아니면 위로 올라간 사람들이 많이 있으니 환자를 대하는 방법론에서 이해하여 시술하시기 바란다.

■ 시술방법

(기본자세 9, 10, 11, 12, 13, 14, 15, 흉통 8-1, 8-2, 8-3, 견비통 6-20, 6-21, 6-18)

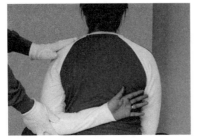
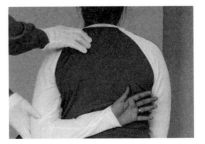

6-13   6-14

 다만 부인병으로 폐경기나 과부병이 있는 사람이나 속에 화가 있
는 사람이 견정혈이나 어깨를 못쓰는 경우에는 먼저 과부병을 약
으로 치유하고 난 후에 견비통을 시술하는 것이 좋을 것이다. 수기
로는 그저 그때그때는 치료를 할 수 있겠으나 근본적인 치료가 될
수는 없기 때문이다. 화병으로 통증이 있는 사람은 4번의 시술방법
을 병행하면 많은 효과를 볼 수 있을 것이다.

■ 시술방법

(사진 혈해 30-1, 흉통 8-1, 8-2, 8-3, 배통 7-6을 시술한 후 견비통 6번 중
에서 압통점을 찾아 시술하면 임시효과는 있다)

5. 위장장애로 소화불량이나 속쓰림 같은 증상이 있으면서 팔을 활동하기가 어렵고 힘든 경우

 먼저 환자를 반듯하게 눕게 한 자세에서 위장 주위나 장을 마사
지하거나 기를 주입하여 속이 편안하게 하고 난 후에 통증이 있는
팔을 확인하여 통증이 있는 팔을 전후좌우 상하로 돌려가면서 압

통점에 기를 주입한다면 즉석에서 시원한 감을 느낄 수 있다. 하지만 병의 근본이 장에서 생긴 증이라 위장병의 원인을 알아 약을 복용하면서 실행한다면 더욱 좋은 효과를 볼 수 있을 것이다.

■ **시술방법**

(사진 복부 15-1, 15-2, 견비통 치료 사진 참고)

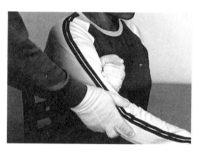

6-15

6. 피로가 쌓여 어깨근육이 굳으면서 무겁고 통증이 있거나 사용이 불편한 경우

안정을 취하면서 피로를 풀어주는 방법을 시행하는데 근본적으로는 약을 복용하는 것이 완전치유에 도움이 될 수 있을 것이다.

■ **시술방법** (견비통 6번 참고)

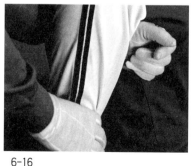

6-16

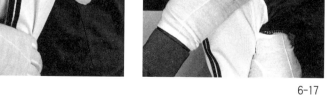

6-17

7. 어깨가 아래로 처진 상태로 팔을 들거나 회전을 하기가 어려우면서 통증이 있는 경우

환자를 옆으로 눕게 하고 팔을 머리 위로 들어올린 상태에서 늑간(肋間)의 근육을 조정해 주면서 작은 가슴근, 큰 가슴근이나 어깨뼈 뒤쪽의 근육 즉 대원근(큰 원근)으로 어깨뼈 하단부부터 겨드랑이 밑으로 연결된 근육도 같이 풀어준다면 팔이 들어지면서 처진 팔이 올라가고 통증도 사라진다.

■ 시술방법

(사진 기본자세 4, 5, 6, 17, 6-5, 견비통 6-10, 6-11, 6-12 6-18, 6-19, 6-20, 6-21)

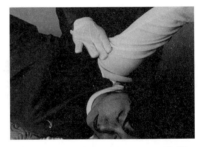

6-18

■ 어깨뼈가 처지는 이유

① 물건 등을 무겁게 드는 일을 오랫동안 많이 한 경우나 또는 정신적으로 육체적으로 과로가 쌓여 기가 떨어지면 어깨가 아래로 처지는 경우가 있다.

② 위장장애가 있을 경우에도 어깨가 아래로 처지는 경우가 있다.

③ 겨드랑이 아래의 근육이나 옆구리 근육들이 굳어 있거나 할 경우 장단족이나 측만증이 있을 경우가 있다.

④ 정신적으로 육체적으로 과로가 쌓여 기가 떨어지면 어깨가 아

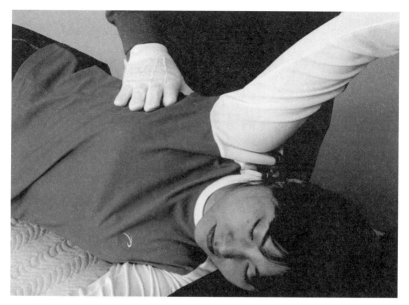

6-19

래로 처지는 경우가 있다.

⑤ 위장장애가 있을 경우에도 어깨가 아래로 처지는 경우가 있다.

⑥ 간장에 이상이 있어 기능이 저하되었을 경우도 있다.

⑦ 신경을 많이 쓰는 일을 하게 되었을 경우에 피로가 많이 발생하게 어깨가 처진다.

4. 등뼈 통증

1. 등뼈 통증의 종류

① 전후좌우로 회전이 어렵고 힘든 증

② 등뼈 5~6번쯤에 한 곳만 쑤시는 것처럼 아픈증

③ 등이 벌어질 것처럼 아픈증

④ 위장장애로 등이 벌어질 것 같거나 통증이 있을 경우

⑤ 어깨가 앞으로 숙여 있으면서 목과 어깨뼈와 등에 통증이 있는 경우

⑥ 의자 등에 오래 앉아 있는 사람이 자세가 잘못되었거나 운동부족 등이 있을 경우

⑦ 담이 결리면서 등과 가슴에 통증이 있는 경우

⑧ 감기 등에 걸리거나 기관지가 약한 사람이 등에 통증이 있는 경우

⑨ 구루병이 있어 등이 굽으면서 통증이 있는 경우

⑩ 복부에 적이 있는 사람 등이 넓적다리뼈머리(고관절)나 또는 넓적다리뼈머리(고관절)와 두덩이뼈의 사이(서해부)가 당겨 오므라드는 바람에 등뼈 통증이 나타나는 경우

⑪ 남자는 양기가 떨어져 등이 굽으면서 통증이 있는 경우와 부인들은 음기가 쇠약해지면서 등이 굽어 통증이 있는 경우

2. 발생원인 및 시술방법

1. 전후좌우로 회전이 어렵고 힘든 증

목뼈가 틀어지거나 처진 원인으로 목뼈에 통증이 있으면서 등 가슴의 근육이 당기고 통증이 오는 경우가 있는데 이때는 원인이 목뼈가 틀어진 원인이니 먼저 목뼈를 시술하는 방법을 이용하여 목뼈를 바르게 교정한 후에 등뼈나 주위의 근육에 손을 대고 기를 주입하는 방법으로 시행하면 등이 펴지면서 통증이 제거된다.

■ 시술방법

(사진 기본자세 1, 2, 3, 4, 5, 6, 7, 8, 경추 4번의 모든 시술방법, 배통 7-1, 7-2, 7-3, 7-4, 7-5)

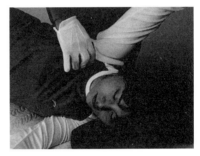

6-20

또 허리에 통증이 있으면서 등골에 통증이 있는 경우가 있는데 역시 허리를 먼저 손을 댄 후 등뼈를 시술하면 치유가 가능하다.

■ 시술방법

(사진 요통 10번의 치료방법을 시술하고, 배통 7-1, 7-2, 7-3, 7-4, 7-5, 7-6)

또 꼬리뼈가 틀어진 원인으로 등골이 틀어지거나 통증이 오는 경우가 있는데 이때는 꼬리뼈를 만져보아 꼬리뼈가 틀어졌거나 안으로 너무 들어갔거나 밖으로 나온 경우에는 꼬리뼈를 바르게 교정한 후에 등골에 기를 주입하면서 시술하면 즉석에서 시원한 감을 느낄 수 있을 것이다.

■ 시술방법
(사진 미골 17-1을 실시하고, 배통 7-1, 7-2, 7-3, 7-4, 7-5, 7-6)

또 등뼈 자체나 등뼈 주위의 근육에 변위가 발생하면 회전이나 굴신이 어려움이 있는데 이때는 전후좌우로 회전을 하면서 어떤 지점에서 어느 부위에 통증이 나타나는가를 보아가면서 통증이 있는 자세를 취한 후에 통증이 있는 바로 그곳에 기를 주입하는 방법을 취한다면 즉석에서 치유되는 것을 알 수 있을 것이다.

■ 시술방법
(사진 기본자세 5, 6, 7, 8, 요통 10-5, 10-6, 10-8, 10-11, 10-13, 10-14, 10-16, 10-17)

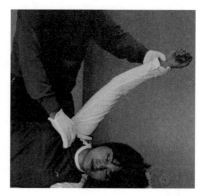

6-21

2. 등뼈 5~6번쯤에 한 곳만 쑤시는 것처럼 아픈증

보통 신경을 많이 쓰거나 속을 많이 상한 사람들이 속에 화가 들었을 경우에 나타나는 경우가 많이 있다. 먼저 앞가슴의 잔중혈 부위를 풀어준 후에 등쪽의 압통점을 지압하는 방법으로 하면서 기를 주입하면 즉석에서 시원함을 알 수 있을 것이다.

■ 시술방법

(사진 흉통 8-1, 8-2, 8-3, 배통 7-1, 7-2, 7-3, 7-4, 7-5, 7-6, 요통 10-15, 10-16)

또는 바르게 앉은 자세로 등쪽 압통점에 시술자의 무릎을 대고 양 손으로 환자의 양쪽 위팔뼈 머리 부위를 감싸쥔 후에 환자로 하여금 뒤로 약간 버티게 하면서 심호흡을 몇 차례 실시하면 즉석에서 통증이 사라지고 가슴도 시원함을 알 수 있다.

■ 시술방법

(배통 7-6)

3. 등이 벌어질 것처럼 아픈 통증은 피로가 누적되거나, 무거운 물건 등을 많이 들거나, 또는 신경을 많이 쓰거나, 속을 상한 사람들이 많이 발생할 수 있는 증으로 신경을 많이 쓰거나, 마음 상하는 일이 많아서 발생한 등뼈가 아픈 경우

환자를 반듯하게 눕게 하고 먼저 가슴의 잔중혈에 마사지하면서 기를 주입한 후에, 다시 환자를 엎드려 눕게 하고 양 손으로 목뼈 5번부터 시작하여 등뼈 양쪽에 있는 근육을 항문 방향으로 약간 밀어주는 형태로 2~3회 실시한다.

■ 시술방법

(사진 **흉통** 8-1, 8-2, 8-3을 실시한
후, 배통 7-1, 7-2, 7-3, 7-4, 7-5, 7-6)

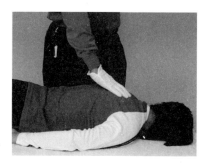

7-1

또는 바르게 앉은 자세로 등쪽 압통점에 시술자의 무릎을 대고 양 손으로 환자의 위팔뼈 머리와 어깨 끝 부위를 감싸쥔 후에 환자로 하여금 뒤로 약간 버티게 하면서 심호흡을 몇 차례 실시하면 즉석에서 통증이 사라지고 가슴도 시원함을 알 수 있다.

■ 시술방법

(배통 7-6)

피로가 누적된 증이나 물건을 들고 발생한 통증이라면 가슴은 손을 댈 일이 없이 바로 등에 시술하는 방법을 사용하는데 자세는 앞의 내용과 같게 하면 효과를 볼 수 있을 것이다.

■ 시술방법

(배통 7-1, 7-2, 7-3, 7-4, 7-5, 7-6)

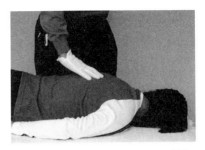

7-2

또는 환자가 서거나 앉은 자세에서 환자의 상체를 전후좌우 회전 등으로 움직이면서 통증이 있는 곳이 있다면 통증이 나타나는 자세를 취하게 하고 그 자리에 기를 주입하면 즉석에서 치유될 수도 있다.

■ 시술방법

(사진 기본자세 3, 4, 5, 6, 7, 8, 배통 7번, 요통 10-15, 10-16)

4. 위장장애로 인하여 등이 벌어질 것 같은 증

이때는 위장을 먼저 풀어준 후에 등을 풀어주면 바로 시원함을 알 수 있을 것이다.

■ 시술방법

(복부 15-1, 15-2, 15-3, 배통 7번 참고)

5. 어깨가 앞으로 숙여 있으면서 목과 어깨뼈와 등에 통증이 있는 경우

보통 2의 원인이 많은데 시술방법은 먼저 2의 시술방법을 실시한 후 어깨뼈를 바로 잡아주면 즉석에서 시원함을 알 수 있을 것이다.

■ **시술방법**

(사진 기본자세 1, 2, 3, 4, 5, 6, 7, 8, 흉통 8-1, 8-2, 8-3, 배통 7-1, 7-2, 7-3, 7-4, 7-5)

6. 의자 등에 오래 앉아 있는 사람 등이 자세가 잘못되었거나 운동부족 등이 있을 경우

이 경우에는 잔중 옥당혈을 먼저 손을 대 풀어준 후 3의 자세를 취한다면 즉석에서 시원함을 느낄 수 있다. 또한 운동부족이라면 적당한 운동방법을 찾아주면 바로 해결을 보리라 생각한다.

■ **시술방법**

(사진 흉통 8-1, 8-2, 8-3, 견비통 6번 참조, 배통 7-5, 7-6)

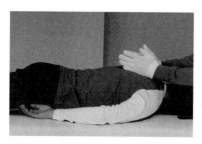
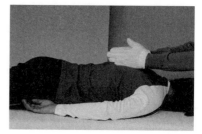

7-3

7-4

7. 담이 결리면서 등 가슴에 통증이 있는 경우

이 경우에는 상체를 전후좌우로 돌려가면서 압통점을 찾아 압통점에서 근육에 기를 넣으면서 조절해 주는데 이때는 늑골 사이를 찾아 늑골 사이의 근육에 기를 넣으면서 근육을 조절해 준다면 더욱 많은 효과를 볼 수 있을 것이다.

■ 시술방법

(사진 기본자세 1, 2, 3, 5 ,6, 7, 8번 등을 실시하고, 요통 10-13, 10-14, 10-15)

8. 감기 등에 걸린다거나 기관지가 약한 사람들이 등에 통증이 있는 경우

이 경우는 손으로 치료하기는 어려우니 약을 복용하면서 원심수기 통증예방 관리비법을 같이 병행하면 좋은 효과가 있을 것이다.

■ 시술방법

(사진 배통 7-1, 7-2, 7-3, 7-4, 7-5, 7-6, 요통 10-9, 10-10, 10-15, 10-16)

9. 구루병이 있어 등이 굽으면서 통증이 있는 경우

약을 같이 복용하면서 시술하는 것이 유리하다. 원심수기 통증예방 관리비법으로 시술할 수 있는 방법은 먼저 전방 즉 가슴 방향으로 솟아나오는 구루증인지 후방 즉 등쪽 방향으로 솟아나오는 구루증인지를 파악하고, 압통점이 앞에 있는지, 등에 있는지를 파악하여 압통점이 있는 곳을 먼저 풀어준 후에 반대쪽 방향으로 근육을 늘려주면서 기를 주입해 준다면 구루병도 치료는 가능하다.

■ 시술방법

(사진 흉통 8-1, 8-2, 8-3, 배통 7-1, 7-2, 7-3, 7-4, 7-5, 7-6)

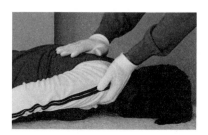

7-5

10. 복부에 적이 있는 사람 등이 넓적다리뼈머리(고관절)나 또는 넓적다리뼈머리(고관절)와 두덩뼈(서해부) 사이가 당겨 오므라들어 허리와 등이 굽으면서 등뼈에 통증이 나타나는 경우

　등만 손을 대 치료가 어려우니 먼저 배의 적을 풀어주거나 마사지를 해준 후, 다시 등쪽의 압통점에 기를 조절하거나 근육을 풀어주어야 하는데, 배에 적이 있으면 적의 종류가 여러 가지이니 적에 대한 많은 상식을 갖추어야 한다. 넓적다리뼈머리(고관절)가 굳어 있으면 넓적다리뼈머리(고관절)를 풀어준 후 등의 압통처에 기를 주입하면서 근육을 조절해 주면 즉석에서 시원함을 느낄 수 있다.

■ 시술방법

(사진 기본자세 20, 골반 11-1, 11-2, 11-3, 11-5, 서해부 12-1, 고관절 13-1, 13-2, 13-3)

11. 남자의 경우는 양기가 떨어지는 바람에 등이 굽으면서 통증이 있는 경우와 부인들은 음기가 쇠약해지면서 등이 굽는 바람에 통증이 있는 경우

이 경우에는 원심 통증예방 관리비법으로는 치료가 어려우니 전문의의 지시를 받는 것이 좋을 것이다(노쇠현상이라 할 수 있다).

■ **시술방법(임시효과가 있다)**

(사진 배통 7-1, 7-2, 7-3, 7-4, 7-5, 7-6)

■ **등근육이 굳는 원인 및 시술방법**

과로하거나 무거운 물건을 다루거나 한 원인으로. 심장질환이나 화병이 있는 사람이 가슴의 잔중혈에 이상이 있으면서 근육이 당겨 드니까 등이 벌어질 것 같으면서 생기는 통증의 증세이다.

■ **시술방법**

(사진 흉통 8-1, 8-2, 8-3, 배통 7-1, 7-2, 7-3, 7-4, 7-5)

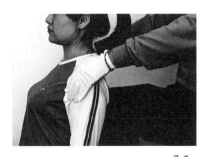

7-6

12. 등이 굽거나 통증이 올 수 있는 기타 사항

장단족이나 허리에 이상이 있어 어깨뼈나 경추에 이상이 생기고 그 원인으로 등뼈에 통증이 생기는 것이다. 이때 등뼈의 통증만을 시술하려 들지 말고 장단족이 있다면 먼저 장단족을 교정하고 등을 시술한다.

■ 시술방법

(사진 기본자세 18, 1, 2, 3, 4, 5, 6, 7, 8, 경추 4번과 장단족 14-1, 14-2, 14-3, 14-4, 14-5번 중 통증을 확인하여 실시)

볼기뼈(골반)에 변위가 있어 등에 통증이 있다면 먼저 볼기뼈(골반)를 시술하고 배통시술을 한다.

■ 시술방법

(사진 기본자세 16, 17, 19, 20번으로 확인, 골반 11번 중에서 시술하고, 다시 배통 7번을 시술한다)를 먼저 교정을 한 후에 목뼈의 압통점을 찾아 압통점에 손을 대고 기를 주입하면서 근육을 풀어준다면 즉석에서 치유가 될 수 있을 것이다. 하지만 심장질환이나 화병의 발생원인이라면 흉통의 시술방법을 먼저 시행해야 할 것이다.

5. 가슴 통증

1. 가슴 통증의 종류

① 신경을 많이 쓰거나 속을 많이 상하거나 하여 발생하는 경우

② 심장에 이상이 있어 가슴이 통증이 있는 경우(협심증 포함)

③ 식도염이나 위장질환으로 가슴에 통증이 있는 경우

④ 갑자기 운동을 많이 한다거나 근육에 무리가 있어 가슴에 통증
   이 있는 경우

⑤ 부인들의 경우로 유방에 이상이 있어 가슴에 통증이 있는 경우
   와 성욕을 풀지 못하여 통증이 생기는 경우

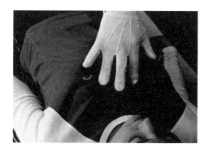

8-1

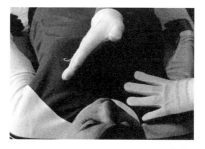

8-2

2. 발생원인 및 시술방법

1. 신경을 많이 쓰거나 속을 많이 상하여 발생하는 경우

가슴이 답답하고 한숨을 많이 쉬면서 가슴에 통증이 생기는데 이 때는 임시로 시술은 할 수 있으나 근본적인 치료는 약을 복용해야 하는데 임시로 시술을 하는 경우에는 가슴의 옥당 잔중혈을 중심으로 상하로 가슴근육을 늘려주면서 기를 주입하고, 다시 옥당 잔중혈을 중심으로 양 팔 위팔뼈 머리 방향 대각선으로 밀어주면서 기를 주입하고, 다시 잔중혈을 중심으로 유근혈(乳根穴) 방향으로 하여 옆구리 쪽으로 밀어주면서 기를 주입하면 즉석에서 치유되는 것을 알 수 있다. 또는 등쪽에서 술자의 무릎을 환자의 가슴 뒤쪽 부위 등뼈에 대고 양 팔의 위팔뼈 머리 부분을 가볍게 감싸고 환자로 하여금 뒤로 약간 버티게 하면서 가슴을 벌리면서 심호흡을 몇 차례 하게 하면 즉석에서 시원함을 느낄 수 있다.

■ 시술방법
(사진 흉통 8-1, 8-2, 8-3, 배통 7-6)

스트레스를 많이 받거나 우울증 등이 있어 통증이 있는 사람도 시술방법은 같다고 할 수 있으나 근본시술은 스트레스의 원인을 파악하여 근본을 풀어주고 시술하는 것이 더욱 많은 효과를 낼 수 있을 것이다.

■ 시술방법

(사진 흉통 8-1, 8-2, 8-3, 배통 7-6)

2. 심장에 이상이 있어 가슴이 통증이 있는 경우

협심증의 증세가 많이 있는데 이 증세는 우리의 시술로 치료가 불가능하니 전문의에게 치료를 받게 하는 것이 중요하다.

■ 시술방법

(사진 8-1, 8-2, 8-3, 배통 7-6)

3. 식도염이나 위장질환으로 가슴에 통증이 있는 경우

환자를 반듯하게 눕게 하고 위 주위를 가볍게 마사지하면서 기를 주입한 후 흉통방법의 시술방법을 병행하면 효과를 볼 수 있다. 하지만 약을 복용하는 것이 환자에게 도움이 된다는 것을 잊지 마라.

■ 시술방법

(복부 15-1, 15-2, 15-3, 배통 7-6)

4. 갑자기 운동을 많이 한다거나 근육에 무리가 있어 가슴에 통증이 있는 경우

환자의 상체를 전후좌우로 움직이게 하거나 양 팔을 상하 전후좌우로 회전하면서 통증이 있는 곳을 찾아내 먼저 통증이 오는 반대 방향으로 2~3회 밀면서 기를 주입한 후, 통증이 오는 방향으로 밀면서 기를 주입하고 약간의 마사지를 하면 좋은 효과를 본다.

■ 시술방법

(흉통 6-1, 6-2, 6-3, 요통 7-5번을 실행하면서 가슴 부위의 근육을 풀어준다)

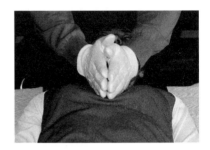

8-3

5. 부인들의 경우로 유방에 이상이 있어 가슴에 통증이 있는 경우와 성욕을 풀지 못하여 생기는 가슴 통증으로 유방에 결핵이 생긴다거나 유방이 오그라들면서 가슴이 아픈 경우

이 경우에는 전문의의 진단에 의하여 치료하는 것이 중요하나, 임시로 시술할 수 있는 방법은 우선 유방 주위 근육을 마사지해 주면서 기를 주입하는 방법을 실시한 후에, 위에 말한 잔중혈을 중심으로 시술하는 방법을 시행하면 그때는 편안함을 느낄 수 있다.

(흉통 6-1, 6-2, 6-3, 혈해 30-1)

아울러 성욕을 풀지 못하여 발생하는 가슴의 통증도 한약을 복용하면서 시술한다면 많은 효과를 볼 수 있을 것이다.

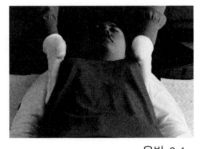

유방 9-1

6. 허리뼈 통증

1. 허리뼈 통증의 종류

① 목뼈나 등뼈에 이상이 있어 통증이 있는 경우

② 측만증이 있어 허리뼈에 통증이 생기는 경우

③ 골반에 변위가 발생하는 바람에 발생하는 경우

④ 장단족이 생기는 바람에 통증이 발생하는 경우

⑤ 치질이 있어 허리뼈에 통증이 생기는 경우

⑥ 부인들의 경우로 부부생활에서 체위가 잘못되어 발생하는 경우

⑦ 위장장애나 소화불량에 의하여 발생한 경우

⑧ 장이 냉한 원인이나 탈장으로 허리뼈에 통증이 생기는 경우

⑨ 허리 주위의 근육이 냉하여 발생하는 허리뼈 통증

⑩ 운동을 무리하게 하여 허리근육에 통증이 발생한 경우

⑪ 허리를 삐끗한 일로 허리뼈에 통증이 발생한 경우(염좌)

⑫ 남자들이 양기가 쇠약해지면서 허리뼈에 통증이 생기는 경우

⑬ 변비로 인하여 허리뼈에 통증이 생기는 경우

⑭ 꼬리뼈가 틀어지거나 속으로 너무 숙여들어간 원인으로 허리뼈
   에 통증이 있는 경우

⑮ 부인들이 자궁수술이나 자궁을 들어낸 일로 허리에 통증이 있
   는 경우

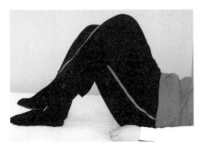

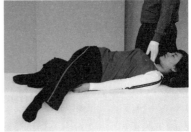

10-1

10-2

2. 발생원인 및 시술방법

1. 목뼈나 등뼈에 이상이 있어 통증이 있는 경우

허리를 손대기 전에 먼저 목뼈에 어떤 변위가 발생했는가를 살펴 치료를 시행한 후, 허리를 전후좌우 회전 등으로 통증이 나타나는 가를 검사하여 통증이 있으면 그 자리에서 통증이 없는 방향으로 먼저 2~3회 기를 주입한 후 통증이 나타나는 방향으로 기를 주입 하면서 근육을 조절하면 즉석에서 허리가 편안함을 알 수 있다.

■ 시술방법

(사진 기본자세 1, 2, 3, 4, 5, 6, 7, 8, 경추 4번 중 선택하여 시술하고, 배통 6-7, 6-9, 6-10, 요통 8번 중에 서 실시)

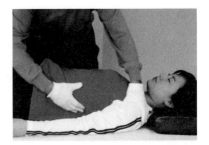

10-3

또는 등뼈에 변위가 있는가를 보아 교정해야 하는데 먼저 등뼈를 바르게 교정하고, 다시 허리뼈를 전후좌우 회전하는 방법으로 검사하여 통증이 나타나면 그 자리에서 통증이 없는 방향으로 먼저 기를 주입하면서 교정한 후에 통증 방향으로 기를 주입하면서 교정한다. 이와 같이 3~5회 시행하면 즉석에서 시원함을 알 수 있다.

■ 시술방법

(사진 기본자세 5, 6, 7, 8, 9, 10, 11, 12, 13, 14, 15번으로 검사한 후에 배통 7-1, 7-2, 7-3, 7-4, 7-5, 7-6을 시술하고, 요통 10번 중에서 시술)

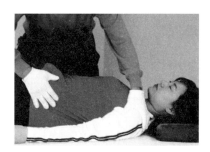

10-4

2. 측만증이 있어 허리뼈에 통증이 생기는 경우

환자로 하여금 허리를 전후좌우로 회전을 하면서 어떤 위치로 돌아갈 때 통증이 나타나는가를 보아 그 자리에서 먼저 통증이 없는 방향으로 2~3회 기를 주입하면서 밀어준 후에 통증이 나타나는 방향으로 기를 주입하면서 밀어주면 즉석에서 측만증이 사라지는 것을 알 수 있을 것이다.

■ 시술방법

(사진 기본자세 5, 6, 7, 8, 18, 고관절 13-2, 13-3, 골반 11-4, 11-6, 11-7, 장단족 14-1, 14-7)

3. 볼기뼈(골반)에 변위가 발생하는 바람에 허리뼈에 통증이 발생하는 경우

먼저 볼기뼈(골반)가 내변위인지 외변위인지를 확인하여 내변위라고 한다면 환자의 전면 볼기뼈(골반)를 아래로 밀어 골반을 벌려주어야 하고 외변위라고 한다면 전면부 볼기뼈(골반) 하단부를 위로 밀면서 둔부를 앞으로 밀어주는데 약간의 기를 주입하면서 실시한다.

■ 확인방법

(사진 기본자세 16, 17, 19, 20)

또한 허리뼈와 볼기뼈(골반)가 유착되어 허리가 당기면서 틀어져 측만증이 나타나는 경우가 많이 있는데, 이 경우에는 먼저 환자를 반듯하게 눕게 한 후에 환자의 허리 주위에 술자의 손을 대 아래로 당기면서 발은 위로 들어 주는 일을 3~5회 반복하여 실시한 후에 볼기뼈(골반)와 허리뼈 사이에 손을 대고 발을 들어주면서 당기는 일을 2~3회 실시하면 측만증이 사라지고 허리가 시원함을 느낄 수 있을 것이다.

■ 시술방법

(골반 11-4, 11-5, 11-6, 11-7, 요통 10-5, 10-6, 10-7, 10-18)

다시 일어서서 환자를 전후좌우로 회전을 하게 하면서 통증이 있는가를 보아, 통증이 있다면 통증이 있는 그곳에서 통증이 없는 방향으로 먼저 2~3회 실시한 다음 통증이 나타나는 방향으로 3~5회 실시하면 즉석에서 측만증이 사라지는 것을 알 수 있을 것이다.

■ 시술방법

(사진 기본자세 5, 6, 7, 8, 요통 10-13, 10-14, 10-17)

4. 장단족이 생기는 바람에 허리에 통증이 발생하는 경우

환자를 반듯하게 엎드려 있게 한 후에 양 발의 길이를 재보는데 어느 한쪽이 길거나 짧은 경우가 있을 것이다.

■ 시술방법

발이 긴쪽이 통증이 있는지 짧은쪽에 통증이 있는가를 보아야 한다. 긴쪽 발에 통증이 있으면서 측만증이 있다면 긴쪽 발을 교정을 해야 하는데, 교정자세는 환자를 옆으로 눕게 하고 술자의 한 손을 환자의 볼기뼈(골반) 전면두 하단에 대고 한 손은 둔부에 대는데 전면의 손은 상체 방향으로 둔부의 손은 복부 방향으로 약간 밀면서 기를 주입하는 일을 3~5회 실시하면 장단족이 바르게 교정이 되면서 측만증이 없어질 것이다.

(사진 기본자세 18, 장단족 14-1, 14-2, 14-3, 14-4, 14-5, 14-7, 요통 10번 중에서 시술)

또 단족에 통증이 있으면서 측만증이 있다면 반듯하게 누워 있게 하고 환자의 볼기뼈(골반) 하단부 서해부 위쪽에 수건을 말아 괴거나 두루마리 화장지 등을 괴고 환자의 무릎을 약 45

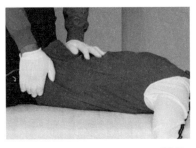

10-5

도에서 90도 각도 범위로 구부린 상태에서 환자의 무릎을 약간 들어 술자의 한 손으로 받치고 한 손으로 환자의 후면 볼기뼈(골반) 상단부를 가볍게 아래로 눌러주면서 45도 각도의 무릎 방향으로 밀어주면서 기를 주입하기를 2~3회 실시하면 즉석에서 장단족이 교정되면서 측만증이 바로 잡힌다.

(사진 고관절 13-2, 13-3, 장단족 14-1, 14-6, 14-7, 요통 10번 중에서 시술)

5. 치질이 있어 허리뼈에 통증이 생기는 경우나 꼬리뼈가 틀어지거나 너무 안으로 숙여들어가 허리뼈에 통증이 있는 경우

치질로 인한 허리뼈 통증이라면 치질을 먼저 치료해야 하는데 이때는 수술보다 한약을 복용해도 치료는 잘되는 편이다. 꼬리뼈가 숙여들어간 경우에는 환자를 반듯하게 엎드리게 하고 술자의 엄지손가락을 환자의 꼬리뼈 끝 부분 안으로 숙여들어가기 전의 골(骨) 끝에 대고 다른 한 손으로 꼬리뼈 위를 짚고 있는 손가락을 눌러주면서 허리 방향으로 밀어올리는데 이때 환자로 하여금 숨을 들여마셨다가 내뱉으라고 하면서 실시한다. 이와 같이 몇 차례 실시하면 꼬리뼈가 나오면서 측만증과 허리뼈의 통증이 사라진다.

■ 시술방법

(미골 17-1, 요통 10번 중에서 시술)

6. 부인들이 부부생활에서 체위가 잘못되어 발생하는 경우

발의 장단족이나 발의 내변위 외변위를 먼저 살펴 장단족이나 내외의 변위가 있다면 변위를 바로 잡아준 다음에 대퇴부 내측(짧은 모음근, 긴 모음근, 큰 모음근)부터 자궁의 근육까지 마사지한 후에 양 발을 잡고 위로 들어 주면서 척추에 손을 넣어 자궁 방향으로 당겨주면서 기를 주입한다면 즉석에서 측만증이 바로 잡힌다.

■ 시술방법

(사진 기본자세 16, 17, 18, 19, 20, 골반 11-1, 11-2, 11-3, 11-4, 11-5, 11-6, 11-7, 서해부 12-1, 장단족, 고관절 11번과 요통 10번 중에서 시술)

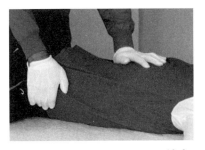

10-6

7. 위장장애나 소화불량에 의하여 발생한 경우

허리뼈에 통증이 있으면서 배가 아프다거나 미식거린다거나 포만증이 있다거나 하면서 심하면 설사 등도 있을 수 있는데, 이때는 소화불량에 의하여 장이 정상의 위치를 잃었기 때문으로 환자를 먼저 반듯하게 눕게 한 후에 무릎을 구부려 놓고 배를 위에서부터 장까지 수기지압을 한 후 허리에 손을 대면 즉석에서 치유된다.

■ 시술방법

(복부 15-1, 15-2, 15-3, 요통 10번 중에서 시술)

또는 장요근(큰 허리근, 작은 허리근) 즉 허리 내측부터 하지로 연결되는 근육이 냉하거나 수축이 되면 허리뼈에 통증이 생기는데 수기만으로 치료는 어려우니 약을 함께 복용하는 것이 유리하다.

■ 시술방법

(사진 복부 15-1, 15-2, 15-3, 장단족 14-6, 14-7, 요통 10번 중에서 시술)

또는 위장이나 장이 냉하면 복강근(뱃속빗근, 배바깥빗근)이나 장요근(큰 허리근, 작은 허리근)이 굳은 상태가 되어 등을 움직이지 못하고 등까지 굳는 경우가 있는데, 이 경우 병원에 가게 되면 강직성 척수염이라고 하는 병명을 듣는 경우가 종종 있다. 이 경우에는 등을 손대기 전에 먼저 위장이나 장을 마사지하여 풀어준 후에 척추에 손을 대면 등이 바로 움직이는 경우가 많이 있다.

■ 시술방법

(사진 복부 15-1, 15-2, 15-3, 장단족 14-6, 14-7, 요통 10번 중에서 시술)

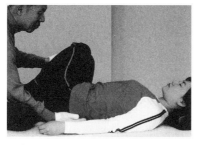
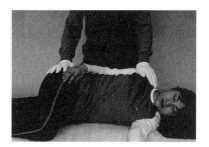

10-7   10-8

8. 장이 냉한 원인이나 탈장의 원인으로 허리뼈에 통증이 생기는 경우

이 경우에는 장에서 부글거리면서 끓는 소리가 나거나 수시로 대변이 불규칙하게 설사가 있을 수 있고, 또는 배가 묵직하게 통증도 나타날 수 있으며, 손으로 배를 만져 보았을 경우 손에 냉기가 흐르는 것을 느낄 수 있는데, 이때는 기공으로만 치료는 불가능하나 소화불량에 의한 경우와 같게 시술한다면 임시치료는 될 수 있을 것이다. 근본적으로 치료하는 방법은 약을 같이 복용하여 장을 따뜻하게 해주면서 치료하는 방법을 사용해야 할 것이다.

■ **시술방법**

(사진 복부 15-1, 15-2, 15-3, 장단족 14-6, 14-7, 요통 10번 중에서 시술)

또한 탈장은 두덩이뼈(치골) 부위로 장이 내려앉는 것으로 장이 한 번씩 트는 것 같거나 허리가 약해지거나 통증이 생기는 증으로 수기치료만으로는 어렵고 약을 같이 복용하는 것이 유리하다.

■ 시술방법

(사진 복부 15-1, 15-2, 15-3) 이 경우에는 본인이 지도하는 기공을 겸한다면 많은 효험을 볼 수 있다.

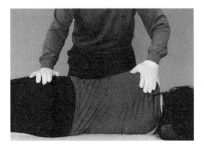

10-9

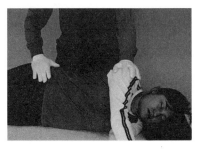

10-10

9. 허리 주위의 근육이 냉하여 발생하는 허리뼈의 통증

팩 등을 사용하거나 찜질을 한다거나 운동을 하면서 시술을 겸하는 것이 중요한데, 시술방법은 허리를 전후좌우로 돌려보면서 압통점을 찾아 통점이 나타나면 그 자리에서 통증이 없는 방향으로 먼저 3~4회 밀면서 기를 주입하고, 그 자리에서 다시 통증 방향으로 3~5회 기를 주입하면서 움직여주면 즉석에서 측만증은 사라지고 통증도 없어지는 것을 알 수 있을 것이다.

■ 시술방법

(사진 기본검사 5, 6, 7, 8, 장단족 14-6, 14-7, 요통 10-18, 10-11, 10-13, 10-14)

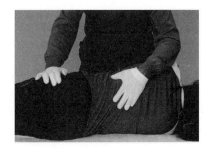

10-11

10. 운동을 무리하게 하여 허리근육이 통증이 발생한 경우

환자를 눕게 하거나 앉게 하거나 서서 하거나 할 수 있는데, 환자의 몸을 전후좌우로 돌려가면서 압통점을 찾아 시술방법은 먼저 압통점이 없는 방향으로 약간 밀면서 기를 주입하는 일을 2~3회 실시한 후에 통점이 오는 방향으로 근육을 조절하면서 기를 조절한다면 즉석에서 치유되는 것을 느낄 수 있다. 또는 반듯하게 누운 자세에서 양 발의 무릎을 구부린 상태로 한 후에 통증이 있는 한쪽의 발을 반대쪽 발 위로 포갠 후에 통증의 반대 방향으로 통증이 올 때까지 밀면서 통증이 나타나면 그 자리에서 통증점의 근육을 조절해 주면서 기를 몇 차례 주입하면 즉석에서 치유된다.

■ 시술방법

(사진 기본검사 5, 6, 7, 8, 요통 10
번 중에서 시술)

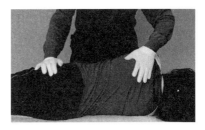

10-12

11. 허리를 삐끗한 일로 허리뼈에 통증이 발생한 경우

운동을 무리하게 하여 얻은 허리뼈에 통증과 같은 방법을 사용한다면 즉석에서 치유가 가능하다.

■ 시술방법

(사진 기본검사 5, 6, 7, 8, 요통 10번 중에서 시술)

12. 남자들이 양기가 쇠약해지며 허리뼈에 통증이 생기는 경우

 허리가 약간 무거운 것 같으면서 은은하게 통증이 오는데 어떻게 보면 허리가 통증이 있는 것 같기도 하고, 없는 것 같기도 하면서 힘을 못쓰고 항상 피로한 것 같은 허리뼈의 통증으로 약이나 뜸을 병행하면서 허리의 신유혈과 배에 기를 주입하면 임시치료는 가능하나 근본치료를 하기 위해서는 약을 복용하는 것이 좋다.

■ 시술방법
(사진 기본검사 5, 6, 7, 8, 사진 요통 10-13, 10-14, 10-17)

13. 변비로 인하여 허리뼈에 통증이 생기는 경우

 배의 직장 부위가 단단하게 굳어 있는 것 같거나 시큰거리면서 통증이 오거나 허리를 힘을 못쓰고 허리가 무거우면서 통증이 있는 경우가 있는데, 이때 골반의 내측에 통증이 동반하고 있다. 그때그때 임시치료는 가능하나 근본치료를 위해서는 변비약을 복용하면서 시술하는 것이 유리하다.

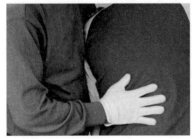
10-13

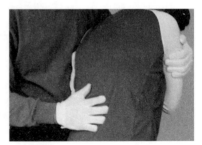
10-14

14. 꼬리뼈가 틀어지거나 속으로 너무 숙여들어가 통증이 있는 경우

환자를 반듯하게 엎드려 눕게 한 후에 꼬리뼈에 손을 대보아 꼬리뼈가 숙여들어 갔거나 틀어져 있다면 바로 잡아준 후 허리뼈 주위의 근육을 조절해 준다면 즉석에서 시원함을 알 수 있을 것이다.

■ 시술방법

(사진 미골 17-1번을 실시한 후 각종 요통 10번 중에서 압통점을 찾아 시술)

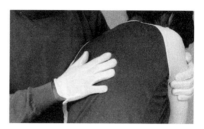

10-15

15. 부인들이 자궁수술이나 자궁을 들어내 허리에 통증이 있는 경우

이 경우에는 척추 4~5번과 미골 연결 부위의 근육과 골반뼈의 유착으로 많이 발생하는데, 시술방법은 허리만 손을 대려고 한다면 치료는 불가능하니 먼저 복부를 마사지하여 통증이 있는 곳을 풀어준 후에 허리를 손을 대면 우선은 치료를 할 수 있으나 근본적인 시술방법은 약을 복용하면서 시술을 하면 효력을 볼 수 있다.

■ 시술방법

(사진 골반 11-4, 골반 11-5, 11-6, 11-7, 서해부 12-1, 복부 15-1, 15-2, 15-3, 장단족 14-6)

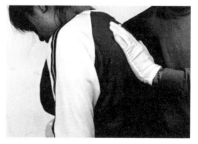

10-16

7. 볼기뼈(골반) 통증

1. 볼기뼈(골반) 통증의 종류

① 내변위와 외변위

② 척추 4~5번과 유착이 되거나 꼬리뼈와 유착이 있는 경우

③ 치질이나 항문에 이상이 있어 볼기뼈에 통증이 있는 경우

④ 생식기에 이상이 있어 발병되는 경우

⑤ 넓적다리뼈머리와 두덩뼈가 맞닿는 자리(서해부) 상단과 하복부 하단이 맞닿는 위치가 굳어 있거나 복강근(뱃속빗근, 배바깥빗근)이 굳어 있어 볼기뼈(골반)에 변위가 생긴 경우

⑥ 변비로 인하여 허리뼈와 골반이 닿는 부위가 통증이 있는 우

⑦ 부인들의 경우로 자궁수술이나 자궁을 들어낸 일로 허리에 통증이 있는 경우

⑧ 하복부에 적이 있음으로 인하여 골반에 통증이 있는 경우

⑨ 부부간에 성행위의 체위가 잘못되어 골반에 변위가 발생하는 바람에 통증이 있는 경우

2. 발생원인 및 시술방법

먼저 변위가 어떤 종류인가를 파악해야 하는데 환자를 반듯하게 엎드리게 하고 장단족을 확인하여보고, 다시 무릎을 약 90도 각도로 구부려 회전을 시켜보는데 회전의 넓이와 각도를 보면서 압통점이 어느 지점을 돌아갈 때 나타나는가를 파악해야 한다. 다시 환자를 바른 자세로 눕게 하고 환자의 발목을 한 손으로 들어 약 90도 각도로 무릎을 구부린 상태에서 내부와 외부로 회전을 시켜가면서 넓이와 각도를 재면서 압통점의 위치를 알아보면서 어느 지점에서 넓적다리뼈머리(고관절)와 볼기뼈(골반)가 맞닿는 곳이 되는가를 파악해야 한다.

■ 시술방법

(사진 기본검사 16, 17, 19, 20, 골반 11-1, 11-2, 11-3, 11-4, 11-5, 11-6, 11-7, 서해부 12-1, 고관절 13-1, 13-2, 13-3, 장단족 14-1, 14-4, 14-5, 14-6)

1. 내변위와 외변위라 함은 환자를 반듯하게 눕게 하고 양 발을 쭉 뻗은 상태에서 발가락 끝이 어느 방향으로 많이 넘어가는가를 보는데 외측으로 많이 넘어가면 내방변위요, 넘어가지 않는다면 외방변위라 말하는데 발을 회전시켜 보면 통증이 나타나거나 돌아가는 과정에 어느 곳에서 무엇에 걸린 것 같은 느낌이 들면서 돌아가는 경우가 있는데 어느 곳에 통점이 있는 곳이나 걸린 것 같은 지점

에서 기를 조정하면서 시술을
하는데 통점이나 불편함이 있
는 발을 조정하는 것이다.
(사진 기본자세 16, 17, 19, 20)

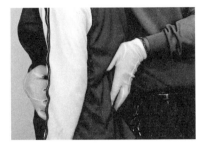

10-17

이때 X형의 다리와 O형의 다리가 있는데, X형의 다리는 무릎이
맞닿는 상태를 말하는 것으로 외방변위라 말하는데 즉 골반이 외
방으로 벌어져 생기는 증이요, O형의 다리는 무릎이 벌어진 상태
를 말하는 것으로 즉 골반이 척추 방향으로 붙어 있는 상태라 무
릎이 벌어진 것으로 내방변위라 말한다. 또 환자를 전면으로 반듯
하게 눕게 한 자세로 확인하여 시술을 한다.

■ 시술방법
(사진 기본자세 16, 17, 19, 20, 요통
10-5, 10-6, 10-7, 10-8, 10-9, 골반
11-4, 11-5, 11-7, 11-7, 서해부 12-1,
장단족 14-6)

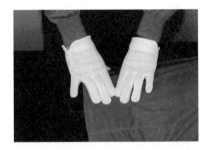

10-18

2. 척추 4~5번과 유착이 되거나 꼬리뼈와 유착이 있는 경우

환자를 바르게 서 있게 하거나 바르게 앉아 있게 한 상태에서 전
후좌우 회전 등을 시키면서 통점이 나타나는 곳과 방향을 알아낸

다음, 아픈 자세에서 통증이 없는 방향으로 먼저 근육을 풀어주면서 기를 조절하고, 다시 통증이 오는 방향으로 틀면서 근육을 풀어주면서 기를 조절하면 편안함을 느낄 수 있을 것이다.

■ 시술방법

(사진 기본자세 5, 6, 7, 8, 16, 17, 19, 20, 요통 10번 중에서 시술하고, 골반과 고관절 시술방법 중에서 시술)

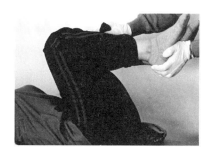

11-1

또는 환자를 바르게 눕게 한 다음 환자의 발을 함께 들어올려 보고, 또 옆으로 틀어보아 압통점이 있는 곳과 어떤 자세에서 통증이 나타나는가를 보아 통증이 나타나면 그 자세에서 통증이 없는 방향으로 먼저 2~3회 밀어주면서 근육을 풀어주고, 다시 통증이 오는 방향으로 근육을 풀어주면서 기를 조절하면 볼기뼈(골반)의 통증이 사라지면서 볼기뼈(골반)의 변위가 바로 잡힐 것이다.

■ 시술방법

(사진 골반 11-1, 11-2, 11-3, 11-5, 11-6, 11-7)

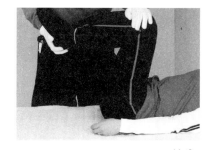

11-2

또는 환자를 반듯하게 눕게 한 후에 환자의 골반 밑에 베개 등을 괴고 나서 전면 넓적다리뼈머리와 두덩뼈 사이(서해부) 상단의 골반을 약간 눌러주면서 좌우로 흔들어주면 골반의 각도가 틀어진 사람이나 골반이 굳어 있는 사람이나 골반에 통증이 있는 모든 사람들은 잘 낫는다.

■ 시술방법

(사진 골반 11-5, 11-6, 11-7)

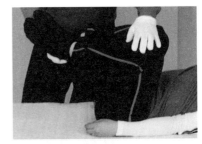

11-3

3. 치질이나 항문에 이상이 있어 볼기뼈(골반)에 통증이 있는 경우

허리뼈의 통증 시술에서 치질에 의한 허리뼈의 통증 시술방법을 사용한다면 효과를 볼 수 있다.

■ 시술방법

(사진 미골 17-1번을 실시한 후 각 종 요통 10번 중에서 시술)

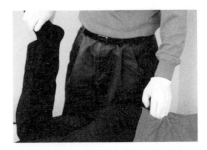

11-4

4. 생식기에 이상이 있어 발병되는 경우

체위에 이상이 있어 엉덩이뼈에 변위가 생기는 경우와 자궁의 근육이 수기가 마르면서 골반에 변위가 생기는 경우가 있는데, 잘못된 체위로 인한 원인이라면 허리뼈의 통증 시술방법 중에 자궁에 의한 허리뼈의 통증 시술방법을 사용하면 가능하다. 하지만 자궁의 수기(水氣)가 떨어지면서 생기는 증이라면 원심수기 통증예방 관리비법으로 임시는 가능하나 근본치료가 불가능한데, 이 경우에는 약을 복용하면서 마사지하는 방법을 활용하면 치료가 가능하다.

■ 시술방법

(사진 서해부 12-1, 장단족 14-1, 14-6, 각종 요통 10번 중에서 선택)

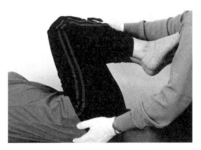

11-5

5. 서해부 상단과 하복부 하단이 맞닿는 위치가 굳어 있거나 장이 냉하여 복강근(뱃속빗근, 배바깥빗근)이 굳어 있어 볼기뼈(골반)에 변위가 생긴 경우

먼저 서해부나 복강근을 마사지하여 근육을 풀어준 후 다시 볼기뼈(골반)를 시술한다면 볼기뼈(골반)가 편안해지는 것을 알 수 있을 것이다.

■ **시술방법**

(사진 장단족 14-3, 14-6, 14-7, 복부 15-1, 15-2, 15-3, 서해부 12-1번을 실시한 후 각종 요통 10번 중에서 선택)

6. 변비로 인하여 허리뼈와 골반이 합쳐지는 부위가 통증이 있는 사람은 이곳이 굳거나 당기는 증세가 있으면서 통증이 있는 경우

이 경우에는 원심수기 통증예방 관리비법으로 임시치료는 가능하나 근본치료를 하려면 변비약을 복용하면서 시술하는 것이 좋다.

■ **시술방법**

(사진 복부 15-1, 15-2, 골반 14-1, 11-5, 서해부 12-1, 장단족 14-3, 14-6, 14-7)

7. 부인들의 경우로 자궁수술이나 자궁을 들어낸 일로 허리와 볼기뼈에 통증이 있는 경우

이 경우에는 척추 4~5번과 미골 연결 부위의 근육과 골반뼈의 유착으로 인하여 골반뼈에 변위가 발생하는 바람에 통증이 많이 발생하는데, 시술방법은 허리만 손을 대려고 한다면 치료는 불가능하니 먼저 복부를 마사지하여 통증이 있는 곳을 풀어준 후에 허리를 손을 대면 우선은 치료를 할 수 있으나 근본적인 시술방법은 약을 복용하면서 시술을 하여야 많은 효력을 볼 수 있을 것이다.

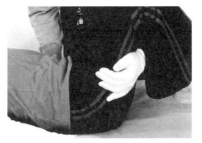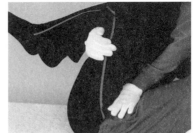

11-6   11-7

8. 하복부에 적이 있음으로 인하여 골반에 통증이 있는 경우

먼저 신경을 많이 쓰거나 속상한 일이 많은가를 보아, 흉통 시술 방법을 시술한 후 복부의 적에 손을 대고 다음에 골반을 시술하면 통증을 제거할 수 있으나, 욕정을 풀지 못하여 생겼다면 먼저 과사병을 제거하는 약을 먹은 후 골반뼈의 변위를 잡아야 한다.

9. 부부간에 성행위의 체위가 잘못되어 골반에 변위가 발생하는 바람에 통증이 있는 경우

체위를 어떤 방향으로 활동할 때 통증이 나타나는가를 보아, 통증이 나타나는 위치에 손을 대면 즉석에서 시원함을 느낄 수 있으나, 성행위 체위가 바로 조정되지 않으면 다시 통증이 발생할 수 있으니 체위교정과 시술행위를 겸하면 많은 효과를 볼 수 있을 것이다.

■ 시술방법

(사진 서해부 12-1, 고관절 13-1, 13-2, 13-3, 골반, 요통, 장단족 등에서 암통점을 찾아 시술)

8. 서해부 통증

1. 서해부 통증의 종류

① 장단족에 의하여 통증이 있는 경우

② 하지에 염증인 상처가 있는 바람에 통증이 있는 경우

③ 골반(볼기뼈)의 변위로 인하여 통증이 있는 경우

④ 항문이나 자궁 등에 이상이 있어 통증이 있는 경우

⑤ 과격한 운동 등으로 통증이 있는 경우

⑥ 변비로 인하여 발생하는 통증이 있는 경우

⑦ 장이 냉한 사람이 장요근(큰 허리근, 작은 허리근)이 굳어 있어 통증이 생기는 경우

⑧ 신경을 많이 쓰거나 속이 많이 상한 여자들이 배에 적이 생긴 원인으로 서해부에 통증이 생기는 경우

⑨ 부인들의 경우로 자궁수술이나 자궁을 들어낸 일로 허리와 서해부에 통증이 있는 경우

⑩ 하복부에 적이 있음으로 인하여 서해부에 통증이 있는 경우

⑪ 부부간에 성행위의 체위가 잘못되어 서해부에 변위가 발생하는 바람에 통증이 있는 경우

2. 발생원인 및 시술방법

1. 장단족에 의하여 통증이 있는 경우

먼저 장단족을 검사를 하는데 골반(볼기뼈)의 변위까지 검사를 하여 통증이 나타나면 먼저 통증이 있는 곳의 근육을 조절한 후에 서해부의 통점이 발이나 골반이 어떤 방향으로 있을 때 통증이 나타나는가를 보아 통증이 나타나는 상태에서 통증이 없는 방향으로 근육을 풀어준 후에 통증이 나타나는 방향으로 근육을 풀어주면서 기를 조절하면 통증이 사라지는 것을 알 수 있을 것이다.

■ **시술방법**

(기본자세 18, 요통 10-9, 10-10, 10-11, 장단족 14-1, 14-6, 고관절 13-1, 13-2, 13-3, 서해부 12-1)

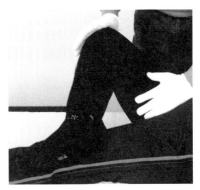

12-1

2. 하지에 염증이나 상처가 있는 바람에 통증이 있는 경우

서해부를 시술하기 전에 염증이 있는 곳을 먼저 시술한 후에 서해부를 시술해야 하는데 압통점을 찾아 시술하는 방법은 앞 1번과 같은 방법을 취하면 가능하다.

3. 골반(볼기뼈)의 변위로 인하여 통증이 있는 경우

먼저 골반치료에 있는 방법을 찾아 골반을 시술한 후 서해부를 교정하면 즉석에서 시원함을 느낄 수 있을 것이다.

■ 시술방법

(기본자세 16, 17, 19, 20, 고관절 13-2, 13-3, 장단족 14-1, 14-4, 14-5, 14-6, 요통 10-5, 10-6, 10-7, 골반의 각종 시술방법 중 선택)

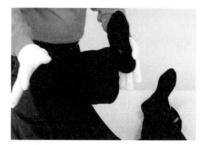

13-1

4. 항문이나 자궁 등에 이상이 있어 통증이 있는 경우

볼기뼈(골반)에서 항문이나 자궁의 변위로 발생하는 증세를 먼저 시술한 후 서해부를 시술한다.

■ 시술방법

(미골 17-1, 장단족 14-1, 14-4, 14-6, 요통 10-5, 10-6, 10-7, 골반의 각종 시술방법 중 선택)

5. 과격한 운동 등으로 통증이 있는 경우

환자를 서 있게 하거나 바르게 눕게 한 자세로 발을 전후좌우로 회전하면서 압통점이 있는 부위와 어떤 자세에서 통점이 나타나는가를 보아 통점이 나타나는 그 자세에서 통증이 없는 부위로 근육을 2~3회 조절한 후에 통점이 나타나는 방향으로 근육을 조절하면서 기를 조절한다면 즉석에서 일어날 수 있을 것이다.

■ **시술방법**

(사진 기본자세 5, 6, 7, 8, 16, 17, 18, 19, 20, 요통 중 선택하고, 다시 골반, 고관절에서 압통점을 찾아 시술한다)

6. 변비로 인하여 서해부에 통증이 발생하는 경우

이곳이 굳거나 당기는 증세가 있으면서 통증이 있는 경우가 많이 있는데, 이 경우에는 원심수기 통증예방 관리비법으로는 그때그때 치료는 가능하나 근본치료를 위해서는 변비약을 복용하면서 시술하는 것이 유리하다.

■ **시술방법**

(복부 15-1, 15-2, 15-3, 고관절 13-2, 13-3, 장단족 14-1, 골반 11-4, 11-5, 11-6, 11-7)

7. 장이 냉한 사람이 장요근(큰 허리근, 작은 허리근)이 굳어 있어 통증이 생기는 경우

원심수기 통증예방 관리비법만으로 치유하기는 어렵다고 할 수 있을 것이니 약을 같이 복용하는 것이 유리하다. 하지만 임시로 시술은 할 수 있으니 환자를 반듯하게 눕게 하고 배를 먼저 마사지한 후에 통증이 있는 발의 무릎을 구부린 상태로 반대쪽의 발 무릎 위에 올려놓고 서해부를 마사지하면 통증이 사라지고 발의 활동이 부드러운 것을 느낄 수 있을 것이다.

■ 시술방법

(복부 15-1, 15-2, 15-3, 장단족 14-6, 14-7, 골반, 고관절 시술방법 시행)

8. 신경을 많이 쓰거나 속이 많이 상한 여자들이 배에 적이 생긴 원인으로 서해부에 통증이 생기는 경우

먼저 가슴의 잔중 옥당혈을 풀어준 후에 7번의 방법을 활용한다면 가슴도 시원하면서 서해부 통증이 사라질 것이다.

■ 시술방법

(흉통 8-1, 8-2, 8-3, 복부 15-1, 15-2, 15-3, 장단족 14-6, 14-7, 골반, 고관절 시술방법 시행)

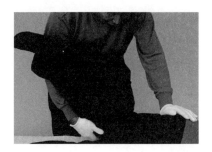

13-2

9. 부인들의 경우로 자궁수술이나 자궁을 들어낸 일로 허리와 서해 부에 통증이 있는 경우

이 경우에는 복강근이나 장요근이 굳어지면서 서해부의 근육이 당겨지는 바람에 발생하는 증세와 수술 후 허리에 힘이 없어지면서 허리가 앞으로 굽어 통증이 발생하는 경우가 많이 있는데 시술방법은 허리에만 손을 대려고 한다면 치료는 불가능하니 먼저 복부를 마사지하여 통증이 있는 곳을 풀어준 후에 서해부에 손을 대면 우선은 시술은 할 수 있으나 근본적인 시술방법은 약을 복용하면서 시술을 해야 많은 효력을 볼 수 있을 것이다.

■ **시술방법**

(복부 15-1, 15-2, 15-3, 장단족 14-6, 14-7, 골반, 고관절 시술방법 시행)

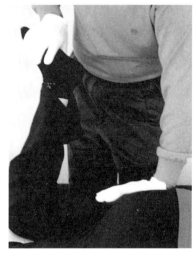

13-3

10. 하복부에 적이 있어 서해부에 통증이 있는 경우

하복부에 적이 있다고 한다면 먼저 신경을 많이 쓰거나 속상한 일이 많이 있는가를 보아 있다면 흉통의 시술방법을 시술한 후에 복부의 적에 손을 대고 다음에 서해부를 시술한다면 통증을 제거할 수 있으나 적이 욕정을 풀지 못하여 발생한 적이라면 먼저 과사(寡思)병을 제거하는 약을 복용한 후에 서해부의 변위를 잡아주어야 근본적으로 치료할 수 있을 것이다.

■ 시술방법

(흉통 8-1, 8-2, 8-3, 서해부 12-1, 장단족 14-6, 14-7, 골반, 고관절 시술방법 시행)

11. 부부간에 성행위의 체위가 잘못되어 서해부에 변위가 발생하는 바람에 통증이 있는 경우

  시술방법은 체위를 어떤 방향으로 활동할 때 통증이 나타나는가를 보아, 통증이 나타나는 위치에서 손을 대면 즉석에서 시원함을 느낄 수 있으나 성행위의 체위가 바로 조정되지 않으면 다시 통증이 발생할 수 있으니 체위교정과 술행위를 겸한다면 많은 효과를 볼 수 있을 것이다.

■ 시술방법

(각종 골반 시술방법, 장단족, 요통, 고관절 등에서 압통점을 찾아 시술)

9. 고관절 통증

1. 고관절 통증의 종류

① 오리궁둥이라는 형으로 통증이 있는 경우

② 걸음걸이가 여유가 없고 총총걸음을 걷는 경우

③ 누워서 발을 들고 전후좌우로 회전을 하였을 때 회전이 어렵고 통증이 있는 경우

④ 장단족으로 통증이 있는 경우

⑤ 두덩이뼈(치골)가 열리지 않아 통증이 있는 경우

⑥ 과체중으로 고관절에 통증이 있는 경우

⑦ 몸이 마른 사람이 몸에 진기나 수분이 모자라 통증이 있는 경우

⑧ 변비로 인하여 서해부와 넓적다리뼈머리의 통증이나 엉덩이뼈 전면 상단부와 하복부가 통증이 있는 경우

⑨ 부인들의 경우로 자궁수술이나 자궁을 들어낸 일로 허리와 고관절에 통증이 있는 경우

⑩ 하복부에 적이 있음으로 인하여 고관절에 통증이 있는 경우

⑪ 부부간에 성행위의 체위가 잘못되어 고관절에 변위가 발생하는 바람에 통증이 있는 경우

2. 발생원인 및 시술방법

시술이 어렵고 힘든 자리라 할 수 있는데 이유는 고관절 주위로
는 많은 근육이 얽히고 설켜 있는 상태로 변위된 근육을 찾아내기
가 쉽지 않기 때문이라 할 수 있으며, 아울러 대퇴골두(고관절) 근
육은 배바깥빗근널힘줄, 뱃속빗근널힘줄(복강근)에도 연결이 되어
있고 허리에도 되어 있으며 또는 넓적다리뼈(대퇴부)나 자궁이나
항문 근육과도 연계가 되어 있기 때문에 시술이 조금은 힘이 들

수 있다는 것을 알아야 할 것이
다. 하지만 아래의 원인 구분하
는 방법을 익혀두고 아울러 시
술방법을 시술한다면 크게 어
려움은 없으리라 생각한다.

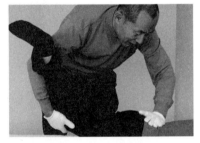

14-1

1. 오리궁둥이라는 형으로 통증이 있는 경우

서해부의 근육이 굳어 있거나 하복부 측면 배바깥빗근널힘줄, 뱃
속빗근널힘줄(복강근)이 굳어 있는 관계로 배가 당기고 또한 대퇴
부로 연결되는 근육이 당겨져 있기 때문으로, 먼저 고관절을 시술
해 보았으나 별로 반응이 좋지 않을 시에는 서해부나 배바깥빗근
널힘줄, 뱃속빗근널힘줄(복강근)을 검사하여 서해부나 복강근에 통
증이 있다거나 통증이 없어도 굳어 있다면 먼저 복강근이나 서해
부의 근육을 풀어준 후에 고관절에 손을 댄다면 굳어 있던 넓적다

리뼈머리(고관절)가 회전이 되는 것을 알 수 있을 것이다.

■ 시술방법

(사진 복부 15-1, 15-2, 15-3, 장단족 14-1, 14-2, 14-3, 고관절 13-1, 13-2, 13-3, 서해부 12-1)

2. 걸음걸이가 여유가 없고 총총걸음을 걷는 경우

자궁이나 항문쪽의 근육이 굳어 당기기 때문으로 먼저 자궁이나 항문 주위를 풀어준 후, 넓적다리뼈머리(고관절)를 마사지하여 풀어주면서 기를 활용하면 즉석에서 바르게 걷는 것을 알 수 있다.

■ 시술방법

(사진 복부 15-1, 15-2, 15-3, 장단족 14-1, 14-2, 14-3, 고관절 13-1, 13-2, 13-3, 서해부 12-1)

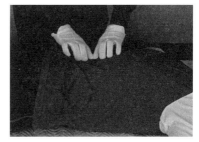

14-2

3. 엎드려 누워 발을 들고 전후좌우로 회전을 하였을 때 회전이 어렵고 통증이 있는 경우

발을 전후좌우로 회전을 하면서 고관절 주위나 고관절 자리에 기를 주입하면서 근육을 풀어준다면 발의 회전이 부드러워지면서 통증도 사라지는 것을 알 수 있을 것이다.

■ 시술방법

(사진 고관절 13-1, 13-2, 13-3, 서해부 12-1)

4. 장단족이나 측만증으로 통증이 있는 경우

고관절을 먼저 시술해 보아도 효과를 보지 못할 때 장단족을 재 장단족이나 또는 측만증이 있다면 먼저 장단족이나 측만증을 시술 한 후에 다시 넓적다리뼈머리(고관절)에 시술을 한다면 즉석에서 고관절이 편안함을 느낄 수 있을 것이다.

■ 시술방법

(기본자세 18, 각종 요통이나 몸을 돌려가면서 압통점을 찾아 시술)

5. 두덩이뼈(교골, 치골)가 열리지 않아 통증이 있는 경우

병원에서는 보통 자궁의 발육이 덜되어 그렇다고 하는 경우가 종 종 있는데, 그렇지를 않고 고관절에 수분이나 영양분이 모자라 고 관절이 굳는 바람에 발생하는 증으로 3의 시술방법을 활용한다면 즉석에서 발이 벌려지면서 통증도 사라지는 것을 알 수 있다.

■ 시술방법

(사진 서해부 12-1, 골반 11번과 고관절 13-2, 13-3, 장단족 14-6)

6. 과체중으로 넓적다리뼈머리(고관절)에 통증이 있는 경우

넓적다리뼈머리(고관절)는 약한데 체중은 부담이 되어 그러는 상이라, 먼저 비만을 제거한 후에 시술을 하는 것이 옳을 것이다.

■ **시술방법**

(사진 골반 11-1, 11-2, 11-3, 11-4, 11-5, 11-6, 11-7, 서해부 12-1, 고관절 13-1, 13-2, 13-3, 장단족 14-6)

7. 마른 사람이 몸에 진기나 수분이 모자라 통증이 있는 경우

우선 손으로 기를 활용하여 시술할 수 있으나 근본적으로 몸을 보하여 피를 보충하고 수기를 보충하는 것이 근본치료의 길이 될 것이다. 하지만 우선은 넓적다리뼈머리(고관절)에 기를 주입하면서 3의 방법을 활용한다면 당분간은 통증을 면할 수는 있을 것이다.

■ **시술방법**

(사진 고관절 13-1, 13-2, 13-3, 서해부 12-1)

8. 변비로 인하여 서해부와 넓적다리뼈머리(고관절)의 통증이나 골반 상단부와 하복부가 통증이 있는 경우

이곳이 굳거나 당기면서 통증이 있는 경우가 많은데, 이 경우에는 원심수기 통증예방 관리비법으로는 그때그때 시술은 가능하나 근본치료를 위해서는 변비약을 복용하면서 시술하는 것이 유리하다.

■ 시술방법

(사진 복부 15-1, 15-2, 15-3, 장단족 14-6, 14-7)

9. 부인들의 경우로 자궁수술이나 자궁을 들어낸 일로 허리와 고관절에 통증이 있는 경우

이 경우에는 장요근이나 복강근과 서해부로 연결되는 근육이 굳어지면서 고관절이 변위가 발생하게 되면 통증이 많이 발생하는데, 시술방법은 허리만 손을 대려고 한다면 치료는 불가능하니 먼저 복부를 마사지하여 통증이 있는 곳을 풀어준 후에 고관절에 손을 대면 우선은 시술을 할 수 있으나 근본적인 시술방법은 약을 복용하면서 시술을 하여야 많은 효력을 볼 수 있을 것이다.

■ 시술방법

(사진 복부 15-1, 15-2, 15-3, 장단족 14-6, 14-7, 서해부 12-1, 고관절 13-1, 13-2, 13-3, 장단족 14-1, 각종 골반 시술방법 중 선택)

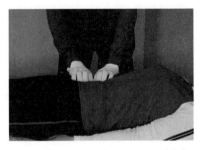

14-3

10. 하복부에 적이 있어 고관절에 통증이 있는 경우

하복부에 적이 있다고 한다면 먼저 신경을 많이 쓰거나 속상한 일이 많이 있는가를 보아, 있다면 흉통의 시술방법을 시술한 후에 복부의 적에 손을 대고, 다음에 고관절을 시술한다면 통증을 제거할 수 있으나 적이 욕정을 풀지 못하여 발생한 적이라면 먼저 과사(寡思)병을 제거하는 약을 복용한 후에 고관절의 변위를 잡아주어야 근본적으로 치료할 수 있을 것이다.

■ 시술방법

(사진 복부 15-1, 15-2, 15-3, 장단족 14-2, 14-3, 14-6, 14-7, 서해부 12-1)

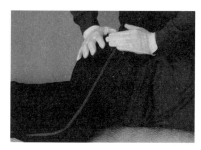

14-4

11. 부부간에 성행위의 체위가 잘못되어 고관절에 변위가 발생하는 바람에 통증이 있는 경우

시술방법은 체위를 어떤 방향으로 활동할 때 통증이 나타나는가를 보아 통증이 나타나는 위치에서 손을 대면 즉석에서 시원함을 느낄 수 있으나 성행위의 체위가 바로 조정되지 않으면 다시 통증이 발생할 수 있으니 체위교정과 시술행위를 겸한다면 많은 효과를 볼 수 있을 것이다.

■ 시술방법

(사진 요통, 고관절, 골반, 장단족 등에서 압통점을 찾아 시술)

10. 장단족

1. 장단족의 종류

① 볼기뼈(골반)에 변위가 발생하였을 경우

② 서해부에 변위가 생겼을 경우

③ 척추가 S자형으로 변위가 발생하였을 경우

④ 목이 한쪽으로 처지거나 목뼈에 변위가 발생한 경우

⑤ 장의 냉증으로 척추의 내측 근육에 변위가 생긴 경우

⑥ 서해부 상단과 하복부 하단이 맞닿는 위치가 굳어 있거나 배바깥빗근널힘줄, 뱃속빗근널힘줄(복강근)이 굳어 있어 변위가 생긴 경우

⑦ 배에 적이 있어 장단족이 발생한 경우

⑧ 부인들의 경우로 자궁수술이나 자궁을 들어낸 일로 허리와 장단족으로 통증이 있는 경우

⑨ 하복부에 적이 있음으로 인하여 고관절에 통증이 있는 경우

⑩ 부부간에 성행위의 체위가 잘못되어 서해부나 볼기뼈에 변위가 발생하는 바람에 장단족이 발생하는 바람에 통증이 있는 경우

2 발생원인과 시술방법

1. 볼기뼈(골반)에 변위로 장단족이 발생하는 경우

과도한 운동이나 여성의 경우는 바르지 못한 성생활로 인하여 변위가 발생할 수 있는데, 이때 변위가 다리가 길어진 변위인지 짧아진 변위인지를 살펴 시술을 해야 하는데, 만약에 짧아진 다리에 통증을 느끼는 변위라고 한다면 환자를 반듯하게 엎드리게 하고 전면 볼기뼈(골반) 하단부에 수건이나 두루마리 화장지 등을 괴고 발은 90도 각도로 구부린 상태로 들어서 한 손으로 받치고 한 손으로는 요부 볼기뼈(골반) 상단부를 가볍게 2~3회 눌러주면서 기를 넣는다면 즉석에서 다리의 길이가 맞을 것이다.

■ 시술방법

(사진 기본자세 16, 17, 18, 19, 요통 10-5, 10-6, 10-9, 10-11, 고관절 13-2, 13-3, 장단족 14-1, 14-2, 14-3, 14-6, 14-7, 복부 15-1, 15-2, 15-3)

또는 길어진 다리에 통증을 느끼는 변위라고 한다면 환자를 옆으로 눕게 하고 넓적다리뼈머리(고관절)에 앞면 상단부에 한 손을 대고 한 손은 뒤쪽 넓적다리뼈머리(고관절) 하단부에 대고 전면의 손은 복부를 향해서 힘을 넣고 후면의 손은 반대로 아래 방향으로 기를 넣는데 후면의 손은 점점 아래로 내려가면서 시행하기를 3~4회 실시하면 즉석에서 길이가 맞는 것을 알 수 있다.

또는 환자를 하늘을 향해서 바르게 눕게 하고 발을 든 다음 옆으로 누워서 하는 방법으로 시행하여도 같은 효과를 볼 수 있다. 다만 성행위의 잘못된 습관으로 변위가 발생하였다고 한다면 자궁주위의 근육에 이상이 있으면서 장단족이 올 수 있으니 이때는 자궁주위의 근육을 마사지하는 방법으로 풀어준 후에 앞의 방법을 시행하는 것이 치료에 더욱 좋은 효과를 볼 수 있다.

■ **시술방법**

(사진 기본자세 16, 17, 18, 19, 요통 10-5, 10-6, 10-7, 10-8, 10-18, 장단족 14-2, 14-3, 14-4, 14-5)

2 넓적다리뼈머리와 두덩이뼈가 맞닿는 자리(서해부)에 변위가 생겼을 경우

이때는 서해부에서 시술하는 방법을 먼저 이용하여 시술한 후에 장단족의 시술방법을 활용한다면 즉석에서 편안함을 느낄 수 있을 것이다. 다만 배바깥빗근널힘줄, 뱃속빗근널힘줄(복강근) 굳어 있어 서해부의 근육이 당겨드는 바람에 장단족이 발생한 경우에는 장단족이나 서해부를 조절하기 전에 배의 배바깥빗근널힘줄, 뱃속빗근널힘줄(복강근)을 풀어준 후에 장단족을 교정한다면 즉석에서 효험이 나타나는 것을 알 수 있을 것이다.

■ 시술방법

(사진 서해부 12-1, 복부 15-1, 15-2,
15-3, 장단족 14-2, 14-3, 14-6, 14-7)

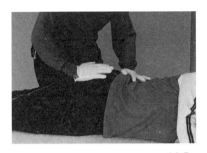

14-5

3. 척추가 S자형으로 변위가 발생하였을 경우

장단족이 발생하는 경우가 많이 있는데 S자형의 변위는 무리한
운동으로 인하여 척추의 근육이 굳는 바람에 변위가 발생하는 경
우도 있는데, 이 경우에는 신체를 전후좌우로 움직이면서 불편한
위치를 찾아 그 자리에서 압통점에 기를 조절하면서 근육을 풀어
준다면 즉석에서 시원함을 느낄 수 있을 것이요, 또는 몸을 차게
하는 바람에 측만증이 발생하면서 S자형의 변위가 발생하는데 이
경우에는 근육을 따뜻하게 마사지하면서 근육에 기를 주입하는 방
법을 활용한다면 즉석에서 시원함을 느낄 수 이을 것이다.

■ 시술방법

(사진 기본자세 16, 17, 18, 19, 20,
각종 요통 시술방법 중 선택, 복부
15-1, 15-2, 15-3, 장단족 시술방법
중 선택)

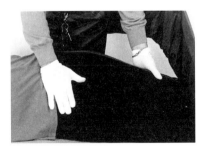

14-6

4. 목이 한쪽으로 처지거나 목뼈의 변위로 장단족이 생긴 경우

이때는 목뼈 시술방법을 활용하여 목뼈를 교정한 후에 장단족을 시술한다면 몸의 균형이 잡히면서 편안함을 알 수 있을 것이다.

■ 시술방법

(사진 기본자세 1, 2, 3, 4, 경추 시술방법 중 선택, 각종 요통 시술방법 중 선택, 장단족)

5. 장의 냉증으로 등뼈 내측 근육(큰 허리근, 작은 허리근, 즉 장요근)의 변위로 인하여 장단족이 발생한 경우

이때는 약을 복용하면서 원심수기 통증예방 관리비법을 병행하면서 시술하는 것이 좋을 것이다.

■ 시술방법

(사진 복부 15-1, 15-2, 15-3, 장단족 14-2, 14-3, 14-6, 14-7)

6. 서해부 상단과 하복부 하단이 맞닿는 위치가 굳거나 배바깥빗근널힘줄, 뱃속빗근널힘줄(복강근)이 변위가 생긴 경우

장단족을 몇 차례 시술을 하였으나 별 반응이 없으면 서해부나 복강근이 굳어 있다고 보아야 하는데, 먼저 서해부나 복강근을 마사지하여 풀어준 후에 다시 장단족을 시술한다면 즉석에서 바로 잡히는 것을 알 수 있을 것이다.

■ 시술방법

(사진 복부 15-1, 15-2, 15-3, 서해부
12-1, 사진 복부 15-1, 15-2, 15-3,
요통 10-18, 장단족 14-2, 14-3, 14-
6, 14-7)

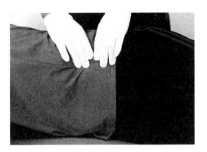

14-7

7. 배에 적이 있어 장단족이 발생한 경우에는 평소에 신경이 예민한 사람이거나 놀랜 일이 있거나 심리적으로 불안하여 심장이나 소장에 적이 발생하는 경우

심하면 잠을 못 자기도 하고 얼굴에 상기 상열이 있을 수도 있다. 이 경우에는 장단족을 시술하기 전에 먼저 가슴 아픈증에 해당하는 방법으로 가슴 통증을 제거하고, 다시 배의 적에 손을 대 부드럽게 한 후 장단족을 시술하면 즉석에서 치료되는데, 원인을 제거하지 않고 시술만 하려 들면 부작용이 있을 수 있으니 주의하시라.

■ 시술방법

(사진 흉통 8-1, 8-2, 8-3, 복부 15-1, 15-2, 15-3, 서해부 12-1, 요통 10-18, 장단족 14-2, 14-3, 14-6, 14-7)

8. 부인들의 경우로 자궁수술이나 자궁을 들어낸 일로 허리와 장 단족으로 통증이 있는 경우

이 경우에는 골반뼈에 변위가 발생하게 되면서 통증이 많이 발생하는데 시술방법은 허리만 손을 대려고 한다면 치료는 불가능하니 먼저 복부를 마사지하여 통증이 있는 곳을 풀어준 후에 골반뼈나 허리에 손을 대면 우선은 시술을 할 수 있으나 근본적인 시술방법은 약을 복용하면서 시술하여야 많은 효력을 볼 수 있을 것이다.

■ 시술방법

(사진 복부 15-1, 15-2, 15-3, 서해부 12-1, 골반 11번 중 선택, 요통 10-18, 장단족 14-2, 14-3, 14-6, 14-7)

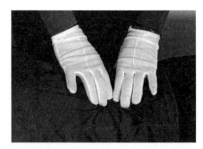

15-1

9. 하복부에 적이 있어 고관절에 통증이 있는 경우

하복부에 적이 있다고 한다면 먼저 신경을 많이 쓰거나 속상한 일이 많이 있는가를 보아 있다면 흉통의 시술방법을 시술한 후에 복부의 적에 손을 대고 다음에 장단족을 시술한다면 통증을 제거할 수 있으나 적이 욕정을 풀지 못하여 발생한 적이라면 먼저 과사(寡思)병을 제거하는 약을 복용한 후에 장단족의 변위를 잡아주어야 근본적으로 시술할 수 있을 것이다.

■ 시술방법

(사진 흉통 8-1, 8-2, 8-3, 복부 15-1, 15-2, 15-3, 장단족 14-2, 14-3, 14-6, 14-7, 서해부 12-1, 요통 10-18, 장단족 14-2, 14-3, 14-6, 14-7)

10. 부부간에 성행위의 체위가 잘못되어 장단족이 발생하는 바람에 통증이 있는 경우

시술방법은 체위를 어떤 방향으로 활동할 때 통증이 나타나는가를 보아, 통증이 나타나는 위치에 손을 대면 즉석에서 시원함을 느낄 수 있으나 성행위의 체위가 바로 조정되지 않으면 다시 통증이 발생할 수 있으니 체위교정과 시술행위를 겸한다면 많은 효과를 볼 수 있을 것이다.

■ 시술방법

(사진 요통 10번 중 선택, 고관절 13번 중 선택, 골반 11번 중 선택, 장단족 14번 중에서 압통점을 찾아 시술)

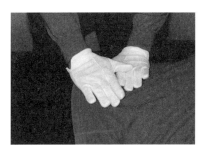

15-2

3. 장단족 확인방법

① 길이를 장 길이 단 길이를 재본다.
② 볼기뼈(골반)에 이상은 없는지 살펴본다.
③ 목뼈나 등뼈나 허리뼈에서 이상이 있는 곳은 없는지 살펴본다.
④ 넓적다리뼈머리(고관절)의 운동은 잘되고 있는지 살펴본다.
⑤ 서해부에 이상은 없는지를 살펴야 한다.

이상의 방법으로 장단족의 원인을 먼저 찾아야 하는데, 검사방법이 있으니 먼저 환자를 반듯하게 누운 상태에서 끈의 한쪽을 환자의 볼기뼈(골반) 상단부에 대고, 한쪽을 환자의 내측 복상씨 상단부에 대는데, 환자의 좌우양쪽 다리를 같은 방법으로 재 길이의 차이를 재본다. 이때 양쪽의 길이가 같은데 환자를 엎드려 놓고 15도 각도나 90도 각도에서 재보니 차이가 없다면 볼기뼈(골반)에서 변위가 생긴 증이다. 장족이나 단족이 생긴다면 대퇴부의 길이를 양쪽을 다시 재보고, 또다시 하퇴부를 재보아 이상이 있다면 발육에서 한쪽에 이상이 있는가를 보아야 한다. 장단족에 이상이 없는데도 환자가 허리뼈의 통증으로 어려움이 있다면 환자의 넓적다리뼈머리(고관절)나 볼기뼈(골반)에 이상이 있는가를 보아야 한다.

또한 환자의 다리를 재 전체 길이는 이상이 없는데 그냥 놓고 재보아 장단족의 차이가 있다면 척추나 골반에 변위가 있는 것으로 본다. 이때 장족에 통증이 있다면 환자를 옆으로 눕게 하고 발은 최대한 오그린 상태에서 좌골 하단부를 전방으로 밀면서 위로 올려주는 방법으로 시술하면 즉석에서 장단족의 차이가 없어진다.

단족에 통증이 있다면 환자를 엎드린 상태에서 환자의 볼기뼈(골반)나 넓적다리뼈머리(고관절) 아래에 베개나 두루마리 같은 것을 괴고 발을 90도 각도로 구부린 상태에서 들어올리고 술자가 환자의 발을 잡고 볼기뼈(골반) 상단부를 전방위로 밀면서 하지 방향으로 밀어주면 즉석에서 치유할 수 있다. 하지만 장단족 환자를 시술하여도 다시 짧아지는 경우가 있는데, 이 경우에는 목뼈에 이상이 있는가를 살펴 시술을 겸해야 하는 것이요, 또는 목뼈에 이상이 없고 등뼈나 허리뼈에서 통증 있다면 등뼈나 허리뼈를 겸하여 시술을 하여야 할 것이다.

또한 장단족 환자를 보았을 때 환자의 다리를 양쪽으로 부드럽게 벌려 45도의 각도가 되지 않아 통증이 있는 증도 있을 수 있고, 넓적다리뼈머리(고관절)가 굳어 있어 장단족이 생기거나 볼기뼈(골반)에서 통증이 있는 경우도 있으며, 또는 전면의 서해부가 굳어 있어 장단족이나 통증이 있을 수 있으니 장단족을 시술할 때 몇 가지를 주의하여 살펴보아야 할 것이다.

본인이 주장하는 바는 장족이든 단족이든 통증이 있는 곳이 병이 있는 곳이요, 통증이 없는 곳이라면 병이 없는 것으로 손을 댈 필요가 없는 것이다. 사람이 세상에 태어날 때 생긴 상태대로가 그 사람의 기본이라 할 수 있기 때문이다.

예로 다리가 장족에 이상이 없다면 장족에서 통증이 없을 것이나 이상이 있다면 통증이 생길 것이요, 단족도 역시 같은 경우이기 때문이다. 목뼈 역시 마찬가지로 목뼈가 한쪽으로 틀어져 있어도 본인이 통증이 없다면 손을 대지 않는 것이요, 바르게 있어도 통증이 있다면 이것이 바로 목뼈에 이상이 발생하였다고 볼 수 있을 것이기 때문이다. 예로 목뼈가 틀어져 있을 때는 통증을 모르다가 바르게 잡으려고 목을 돌려보니 통증이 생긴다면 그 통증이 발생하는 자리에 손을 대 시술을 하면 하는 것이다. 이때 목뼈를 반드시 바르게 하려고 할 필요까지는 없을 것이다.

11. 측만증 발생원인 및 시술방법

1. 허리뼈의 통증에 의하여 발생한 경우

이 경우에는 먼저 허리뼈 통증의 시술방법을 먼저 참고하시라.

■ **시술방법**

(사진 각종 요통 10번 중 선택, 장단족 14번 중 시술방법 참고)

2. 목뼈가 틀어진 바람에 발생하는 경우

이 경우에는 먼저 목뼈 시술방법을 참고하시라.

■ **시술방법**

(사진 기본자세 1, 2, 3, 4, 각종 경추 4번 중 시술방법 참고, 각종 요통 10 번 중 선택, 장단족 14번 중 시술방법 참고)

3. 어깨뼈가 틀어진 원인으로 발생하는 경우

이 경우에는 먼저 어깨뼈 시술방법을 참고하시라.

■ **시술방법**

(사진 기본자세 9, 10, 11, 12, 13, 14, 15, 각종 견비통 6번 중 시술방법, 각 종 요통 10번 중 선택, 장단족 14번 중 시술방법 참고)

4. 장이 냉하거나 적이 있거나 굳어지는 바람에 발생하는 경우

이 경우에는 수기치료만으로 어려움이 있으니 먼저 장을 따뜻하게 할 수 있는 약을 복용하게 한 후에 시술한다면 좋은 효과를 거둘 수 있을 것이다.

■ **시술방법**

(복부 15-1, 15-2, 15-3, 장단족 14-2, 14-3, 14-6, 14-7, 각종 요통 10번 중 선택, 장단족 14번 중 시술방법 참고)

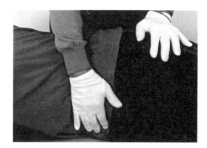

15-3

5. 넓적다리뼈머리(고관절)이나 서해부가 굳어 발생하는 경우

이 경우에는 고관절 시술방법이나 서해부 시술방법을 실시한 후에 허리근육을 조절한다면 즉석에서 시원함을 알 수 있다.

■ **시술방법**

(사진 서해부 12-1, 고관절 13-1, 13-2, 13-3)

6. 장단족으로 인하여 발생하는 경우

이 경우에는 장단족 교정방법을 실시한 후 허리의 근육을 조절하면서 기를 주입한다면 즉석에서 치유되는 것을 알 수 있을 것이다.

■ 시술방법

(사진 기본자세 18, 장단족 14-1, 14-2, 14-3, 14-4, 14-5, 14-6, 14-7)

7. 꼬리뼈가 틀어지는 바람에 발생하는 경우

이 경우에는 환자를 반듯하게 눕게 한 후에 꼬리뼈에 손을 대 꼬리뼈를 바로 잡아준 후에 허리의 근육에 기를 넣어주면서 근육을 풀어주면 바로 치료되는 것을 알 수 있다.

■ 시술방법

(사진 미골 17-1)

8. 발목이나 무릎관절에 이상이 있어 발생되는 경우

이 경우에는 먼저 관절을 시술한 후에 측만증에 손을 댄다면 많은 효과를 볼 수 있다.

■ 시술방법

(사진 발목관절 24-1, 24-2, 무릎관절
25-1, 25-2, 25-3, 25-4, 25-5, 25-6)

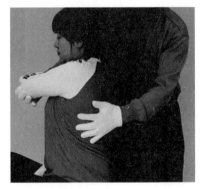

16-1

9. 양기가 떨어지거나 기가 허약하여 발병하는 경우

이 경우에는 수기치료는 어렵고 약을 복용하면서 시술한다면 좋은 효과를 볼 수 있을 것이다.

10. 부인들의 경우로 자궁수술이나 자궁을 들어낸 일로 허리와 측만증이 발생하게 되어 통증이 있는 경우

이 경우에는 척추 4~5번과 미골 연결 부위의 근육과 골반뼈의 유착으로 많이 발생하는데, 허리만 손을 대려고 한다면 치료는 불가능하니 먼저 복부를 마사지하여 통증이 있는 곳을 풀어준 후에 허리에 손을 대면 우선은 치료를 할 수 있으나 근본적인 시술방법은 약을 복용하면서 시술을 하여야 많은 효력을 볼 수 있을 것이다.

■ 시술방법

(사진 복부 15-1, 15-2, 15-3, 서해부 12-1, 골반 11번 중에서 선택, 요통 10-18, 장단족 14-2, 14-3, 14-6, 14-7)

11. 하복부에 적이 있어 측만증이 발생하여 통증이 있는 경우

하복부에 적이 있으면 먼저 신경을 많이 쓰거나 속상한 일이 많은가를 보아 있다면 홍통 치료방법을 시술한 후 복부의 적에 손을 대고 다음에 측만증을 시술하면 통증을 제거할 수 있으나 욕정을 풀지 못하여 발생한 적이라면 먼저 과사병을 제거하는 약을 복용한 후 측만증의 변위를 잡아주어야 근본적인 치료를 할 수 있다.

■ 시술방법

(사진 복부 15-1, 15-2, 장단족 14-3,
14-6, 14-7)

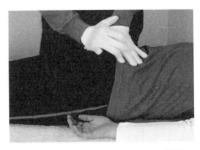

17-1

12. 부부간에 성행위의 체위가 잘못되어 측만증으로 통증이 있는 경우

체위를 어떤 방향으로 활동할 때 통증이 나타나는가를 보아 통증이 나타나는 위치에 손을 대면 즉석에서 시원함을 느낄 수 있으나 성행위의 체위를 바로 조정하지 않으면 다시 통증이 발생할 수 있으니 체위교정과 시술행위를 겸한다면 많은 효과를 볼 수 있다.

■ 시술방법

(사진 요통, 고관절, 골반, 장단족
등에서 압통점을 찾아 시술)

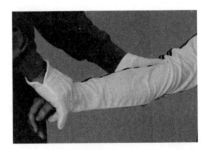

18-1

이상의 원인 등이 있으니 각각의 원인에 따라 측만증을 시술하기 전에 원인에 맞는 방법을 실시한 후에 허리의 근육을 풀어주면서 기를 주입한다면 즉석에서 바로 잡히는 것을 알 수 있을 것이다.

12. 갈비뼈 통증

1. 갈비뼈(늑골) 통증의 종류

① 늑막염증에 의한 늑골 통증

② 간기능의 악화로 나타나는 늑골 통증

③ 폐질환으로 나타나는 늑골 통증

④ 심장질환으로 나타나는 늑골 통증

⑤ 위장장애로 인하여 나타나는 늑골 통증

⑥ 운동장애나 근육통에 의한 늑골 통증

⑦ 등근육에 통증이 있으면서 나타나는 늑골 통증

2. 발생원인 및 시술방법

1. 늑막염증에 의한 늑골 통증

손을 대지 말고 병원이나 한의원으로 보내 약물치료를 받게 해야 한다. 증세는 늑골에 통증이 있으면서 쑤시는 증세가 나타나고 몸에 열이 있으면서 오

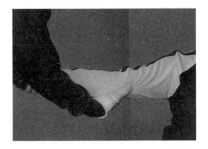

19-1

한증이 있을 수 있고 심하면 숨이 찰 수도 있으니 주의하시라.

2. 간기능의 악화로 나타나는 늑골 통증

간경변이나 간장의 허증이나 실증 등으로 통증이 있을 수 있는데, 간경변이면 병원이나 한의원으로 보내고, 허증이나 실증이면 환자를 옆으로 눕게 하거나 바르게 앉거나 서서 시술할 수 있는데, 앉거나 서서 시술할 경우에는 환자가 양 팔을 머리 뒤로 끌어안듯 깍지를 끼게 하고 상체를 전후좌우로 돌려보면서 압통점을 찾아 압통점에 기를 조절하면서 근육을 조절하면 즉석에서 편안함을 느낄 수 있다. 옆으로 누워서 할 경우에는 상체와 하체를 반대되게 밀어보아 압통점을 찾아 근육을 조절하면서 기를 주입하면 바로 편안해진다.

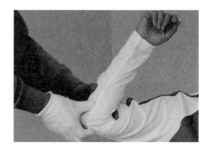

20-1

3. 폐질환으로 나타나는 늑골 통증

보통 등(背)에 통증이 있거나 숨이 차거나 해수증이 있거나 하면서 통증이 있는데 손을 대는 것보다 병원이나 한의원에 안내를 해주는 것이 환자들에게 신임을 받을 수 있다는 것을 생각하시라.

4. 심장질환으로 나타나는 늑골 통증

가슴이 답답하거나 통증이 있고 아니면 가슴의 잔중혈 주위에 통

증이 있으면서 늑골 통증이 있는 증세로 한숨을 자주 쉬는 경향이
있는데 가슴 아픈증을 시술하는 방법으로 먼저 시술한 후에 다음
6에서 설명한 방법을 활용한다면 임시변통으로 치료할 수 있다.

5. 위장장애로 인하여 나타나는 늑골 통증

앞의 1·2·3·4번의 증은 우리가 손으로 치료할 수 없는 병이라
한방이나 병원으로 안내하는 것이 좋을 것이다. 다만 임시로 시술
을 할 수 있을 뿐이니 주의하시라.

■ 시술방법

(사진 복부 15-1, 15-2, 15-3, 요통 10-1. 10-2, 10-3, 10-4, 10-8, 10-9, 10-13, 10-14)

6. 운동장애나 근육통에 의한 늑골 통증

환자로 하여금 바르게 앉게 하거나 반듯하게 서 있는 상태에서
몸을 전후좌우로 회전을 하면서 통증이 나타나는 점을 찾아 그곳
에서 근육을 조절하면서 기를 조절하면 즉석에서 치유될 수 있다.

■ 시술방법

(사진 기본자세 9, 10, 11, 12, 13,
14, 15, 견비통 6-5, 6-9, 요통 10-1,
10-2, 10-3, 10-4, 10-8, 10-9, 10-13,
10-14)

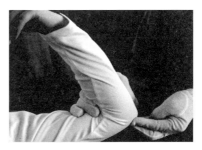

20-2

7. 등근육에 통증이 있으면서 나타나는 늑골 통증

먼저 환자를 반듯하게 엎드리게 한 후에 등뼈 옆 근육을 조정해 준 다음 환자로 하여금 바르게 앉게 하거나 반듯하게 서 있는 상태에서 몸을 전후좌우로 회전을 해가면서 통증이 나타나는 점을 찾아 그곳에서 근육을 조절하면서 기를 조절하면 즉석에서 치유될 수 있다.

■ 시술방법

(각종 기본자세를 취하여 압통점을 확인한다. 배통 7-1, 7-2, 7-3, 7-4, 7-5, 요통 10-7, 10-8, 10-13, 10-17번 등과 같이 시술)

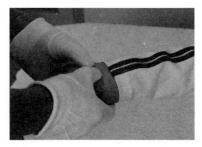

21-1

13. 각 관절의 통증

① 인대가 파열된 증
② 퇴행성관절 시술법
③ 각종 관절통증

1. 팔목 관절통(사진 22-1)

이 증세는 팔목을 삐거나 무리를 가한 원인으로 팔목이 시큰거리면서 통증이 있거나 팔목이 부드럽지 못하고 어려운 경우에 팔목을 잡고 전후좌우로 움직여 가면서 압통점을 찾아 시술하면 즉석에서 부드럽게 돌아가면서 시원함을 느낄 수 있을 것이다.

2. 팔꿈치 관절통(사진 20-1, 20-2)

이 증세는 팔꿈치 관절에 통증이 있는 것으로 팔꿈치가 시큰거리거나 아리면서 통증이 있는 증으로 팔을 무리하게 했거나 몸에 진기(수기)가 모자라 관절이 유착되었을 경우에 통증이 발생하는 경우가 많은데 사진처럼 시술하면 즉석에서 시원함을 느낄 수 있다.

3. 수전증(사진 23-1, 27-1)

수전증이란 가만히 있어도 손이 떨리는 증상을 말하는데 중의 일종으로 치료가 잘되지 않는 증상이다. 이 수전증을 사진과 같은 방법으로 시술하면 많은 효험을 볼 수 있다. 27-1번과 같은 방법의 시술을 할 때 대흉근이나 소흉근을 같이 마사지하여 주면 더욱 좋은 효험을 볼 수 있다.

4. 장딴지나 종아리 근육통(사진 근육통 26-1, 26-2)

보통 운동을 무리하게 하거나 걸음을 많이 걷거나 쪼그리고 오래 앉아 있는 경우에 많이 나타나는 증상인데 사진과 같이 근육을 마사지하여 주면서 기를 주입하면 즉석에서 시원함을 느낄 수 있다.

5. 주먹을 쥐는 아귀힘이 없을 때(사진 주먹힘 21-1)

이 증상은 물건을 드는 일이 어렵고 물건을 들면 잘 놓치는 일이 있는 증에 활용하면 즉석에서 아귀힘이 강해지는 것을 알 수 있을 것이다.

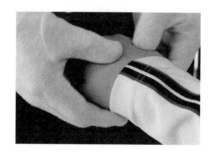

22-1

6. 손가락 등이 굳어 움직이기 어렵고 통증이 있는 증(사진 21-1, 22-1, 23-1)

이 경우는 풍의 일종이거나 근육에 진기(수기)가 부족한 원인이 있거나 손가락 관절을 무리하게 하였다거나 관절이 굳어지는 경우가 많이 있는데 어떤 경우라도 이상의 사진과 같은 시술방법으로 근육을 마사지하면서 기를 주입하는 시술을 한다면 즉석에서 손가락이 움직이면서 통증이 사라지는 것을 알 수 있다.

7. 중풍 등으로 수족 신경이 마비되거나 둔한 증(사진 팔신경 23-1, 하지신경 28-1)

현대 의학에서는 지난 번(2007년)에 미국에서 전기충격요법으로 뇌신경을 회복시키는 방법을 개발하였다고 하면서 방송에 나온 일이 있는데 우리 전통기술인 원심 통증예방 관리비법에서는 우리 전통 시술방법으로 옛날부터 뇌신경을 회복시키는 방법을 알았고 현재까지 전해지면서 시술을 하고 있다.

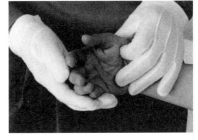

23-1

8. 입이 틀어진 구와증(안면 3-1, 3-2)

이 증세는 한방에서는 구안와사라고 하는 병으로 중풍의 일종으로 본다. 하지만 중풍에 의한 구안와사에 사용되는 약을 활용하면 효과를 보지 못하는 경우가 많은데, 이것은 구안와사의 종류가 여러 가지 있다고 하여야 할 것이다. 하여 종류를 구분하여 본다면,

① 몸을 차게 하고 입을 찬 곳에 대고 잠을 잔 원인으로 입이 틀어지는 경우가 많이 있다.

② 위장장애로 인하여 입이 틀어지는 경우도 있다.

③ 말을 많이 하거나 너무 과로한 원인으로 입이 틀어지는 경우도 있다.

④ 신경을 많이 쓰거나 속을 상한 원인으로 입이 틀어지는 경우도 있다. 많은 사람들은 입이 틀어지면 턱뼈가 틀어진 것으로 착각을 하는 경우가 많은데, 턱뼈가 틀어지는 것은 아니고 입 주위에 있는 근육이 틀어진 원인으로 입이 틀어진 것이다. 이 점 주의하시라.

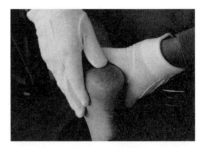

24-1

9. 가슴이나 등에 통증이 있거나 벌어질 것 같은 증세 (배통 7번, 흉통 8번)

신경을 많이 쓰거나 속상한 일이 많은 사람들에게서 많이 나타나는 증상이요, 욕구불만이 쌓여 발생하는 통증이 대다수라 할 수 있는데, 속이 답답하면서 한숨을 잘 쉰다거나 할 수 있고 심하면 오십견처럼 어깨를 못쓰는 경우도 많이 있다. 또는 심장질환이 있거나 폐에 이상이 있어도 많은 통증이 있는 증이라 할 수 있다.

10. 콧대가 틀어진 증(안면 3-3)

이 경우는 선천적인 경우가 있고, 또는 어려서 젖을 먹일 때 코가 한쪽으로 눌려 틀어지는 경우도 많이 있다. 코뼈는 강한 석회질의

뼈가 아니고 물렁한 연골로 되어 있어 코 주위의 근육을 마사지하면서 기를 주입한다면 바르게 교정이 된다.

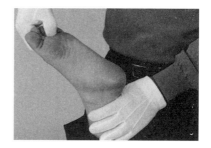

24-2

11. 몸이 앞으로 숙어져 있는 증세(복부 15-1, 15-2, 요통 10번, 장단족 14-5)

몸이 숙여지는 원인은 몇 가지로 구분할 수 있을 것이다.

① 가슴에 이상이 있어도 몸이 앞으로 숙여지는 경우
② 가슴이나 심장에 이상이 있어 몸이 앞으로 숙여지는 경우
③ 등에 이상이 있거나 폐나 장기능에 이상이 있어 몸이 앞으로 숙여지는 경우
④ 서해부에 변위가 있거나 고관절에 변위가 발생하여 몸이 숙여지는 경우

근본치료는 원인을 찾아 약을 활용하면서 통증예방 관리비법의 수기를 활용한다면 많은 효험을 볼 수 있을 것이다.

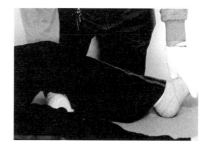

25-1

12. 사람이 옆으로 걸어가는 형태의 증세(서해부 12-1, 각종 고관절13, 각종 골반 11 및 요통 10)

이 경우는 서해부에 변위가 발생하여도 옆으로 걸어가는 형상이 되고, 고관절이나 골반에 변위가 발생하여도 몸을 바르게 하지 못하고 옆으로 걸어가는 형상이 되는 경우가 많이 있다. 또는 허리에 통증이 있어도 바르게 걷지 못하고 옆으로 가는 경우가 많이 있다.

13. 광대뼈(관골)가 너무 튀어나온 증(안면 3-1, 3-2)

많은 사람들은 관골이 튀어나오기 때문에 광대뼈가 솟아나온 것으로 알고 있는데, 사실은 관골을 싸고 있는 근육의 발달로 광대뼈가 튀어나온 것처럼 보이는 경우가 많이 있다. 이 경우에는 관골을 싸고 있는 근육을 조절하면서 기를 주입한다면 광대뼈가 들어간 것처럼 보인다.

14. 말이 더딘 증, 침을 많이 흘리는 증(사진 설근 5-1)

이 증상은 혀가 길거나 짧아 발생하는 증이라 혀근육을 조정해 주면 언어가 바르게 되고, 아울러 침도 잡히게 되는데 혀를 교정하는 방법은 사진에 있는 턱 밑의 설근자리에 손을 대고 교정하는데 너무 강하게 자극을 주어서는 안되고 약간의 힘만

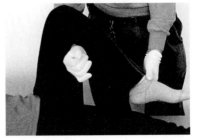

25-2

으로 하는데 혀가 긴 증상은 설근에 손을 대고 목 방향으로 기를 주입하면서 밀어주고, 짧은 사람은 설근에서 턱 방향으로 기를 주입하면서 교정하면 많은 효과를 볼 수 있을 것이다.

15. 여성들의 유방이 작거나 너무 큰 사람들을 조정해 주는 것 (유방 9-1)

많은 사람이 가슴에 있는 모든 근육을 유방근으로 알고 있는데, 유방근은 대흉근의 외부로 가로질러 별도로 붙어 있는 근육이 따로 있다. 이 유방근이 발육이 잘되면 유방이 크고, 발육이 약하면 유방근이 작아지는데 이 경우에 유방근을 마사지하면서 기를 주입하면 유방이 커지거나 작아지는 것을 알 수 있다. 또한 신경이 예민하거나 속에 화가 많다거나 불면증이 있다거나 성격이 조급한 사람들이 간장에 열이 있으면 유방근에 수기가 말라 유방이 작아지는 경우도 많이 있는데, 이 경우에는 수기가 적어진 원인으로 통증예방 관리비법으로는 크게 할 수 없기 때문에 간장의 열을 내려주면서 수기를 보충하면 신경도 안정이 되면서 유방근도 커지게 된다. 또는 몸에 피가 적거나 수기가 적은 사람들이 간장이나 심장에 열이 많이 있는 경우도 유방근이 작아진다.

■ 시술방법

① 유방이 큰 사람은 고객으로 하여금 반듯하게 눕게 한 후에 잔중혈 주위부터 옆구리 방향으로 서서히 밀어내면서 기를 주입

하기를 반복하면서 유방을 중심으로 상하로 당겨주는 시술을 반복하면 유방의 근육이 작아진다.

② 하지만 유방이 작은 사람은 원인을 찾아야 하는데 화가 많다거나 아니면 피가 모자라고 수분이 모자라 유방이 작아진 사람이라면 약을 복용하면서 시술하는 것이 치료에 도움이 될 것이다.

③ 위치가 다른 사람은 처진 유방의 상으로, 상으로 붙어 있는 유방은 하로 밀어주거나 당겨주는 방법으로 시술하면서 기를 주입하면 바른 상태로 돌아간다.

④ 유방이 작은 사람은 우리 민속 전통의약이나 식품을 같이 활용한다면 많은 효험을 볼 수 있다.

16. 손발에 힘이 없는 무력증, 손발 저린증(사진 21-1, 경추 4번 참고)

이 경우는 과로한 원인이나 혈액순환장애가 많이 있고, 또는 뇌신경에 문제가 있는 경우도 많이 있으며, 또는 피가 부족한 경우도 있을 것이요, 또는 몸에

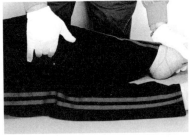

25-3

서 영양분을 흡수가 부족한 원인도 있을 것이요, 또는 골다공증이 있는 환자가 피의 생산이 안되는 바람에 있을 수도 있고, 또는 많은 양의 출혈을 원인으로 피가 부족해진 경우에 많이 발생하는데 원심 통증예방 비법을 활용한다면 많은 효험을 볼 수 있다.

17. 무릎 관절통증(사진 무릎관절 25)

발목이나 손목 관절통(22-1, 24-1, 24-2) 등을 들 수 있다. 관절통이란 관절이 시큰거리거나 쑤시거나 당기거나 아리면서 통증이 발생하는 것을 말하는데, 이때 시술방법은 통증이 있는 부위에 한 손바닥이나 손가락을 대고 통증처에 기를 넣어주는데 먼저 어떤 방향으로 손목이나 팔꿈치를 움직일 때 통증이 나타나는가를 보아 압통점에서 아프지 않은 반대 방향으로 약간만 돌려놓은 상태에서 아프지 않은 방향으로 밀어놓고 기를 넣으면서 근육을 조정하기를 2~3회 실시한 다음 다시 통증이 나타나는 방향으로 근육을 밀어주면서 기를 주입하기를 2~3회 실시하면 즉석에서 치유되는 것을 알 수 있다. 이와 같은 원리로 모든 관절통이나 신경통은 통증 주위의 근육을 마사지하여 풀어주면서 근육을 조절하는 일을 몇 차례 실시하면 즉석에서 치유가 가능하다.

18. 테니스 엘브나 골프 엘브(사진 18-1, 19-1)

테니스 엘브가 발병되는 원인은 공을 받거나 치는 과정에서 팔꿈치에 너무 무리한 힘이 들어가기 때문에 팔꿈치의 근육이 굳어지거나 인대가 굳어지면서 발생하는 것이다.

■ 시술방법

엘브에 통증이 있다고 무조건 잡아당기고 뒤틀면 부작용이 있을 뿐 치료는 되지 않으니 주의를 요한다. 엘브를 치료하려면 치료에 앞서 팔을 들었다 놓았다 하면서 어느 위치에 팔이 올라갈 때 통증이 있는가, 또는 들었다 내려놓는 과정에서 어느 정도 내려갈 때 통증이 발생하는가를 보아, 통증이 있다면 그 자리에서 근육을 마사지하여 풀어주면서 기를 주입해야 할 것이다. 또는 팔을 구부렸다 폈다 하면서 어느 정도의 각도에서 통증이 오는가를 보고, 또는 팔을 내외로 꼬는 형으로 돌려가면서 압통처를 찾아 그 압통처에 근육을 마사지하면서 기를 주입한다면 즉석에서 팔이 부드러워지는 것을 알 수 있을 것이다.

골프 엘브의 발생원인은 골프공을 치는 과정에서 공만 치면 문제가 없으나 공을 치다보면 땅을 파는 경우가 많은데, 땅을 파다보면 팔 뒤꿈치의 관절이 울리면서 인대가 늘어지거나 근육이 탄력을 잃는 경우가 많이 있다. 또한 힘을 들여 무의식 중에 땅을 파다보면 팔꿈치가 무리가 증가하면서 근육이 굳고, 인대가 굳으면서 발생한다.

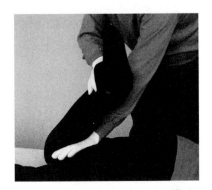

25-4

19. 퇴행성관절

관절 사이에 있는 연골에 진액이 부족하여 마르는 것으로(병원에서는 닳아서 없어졌다고 함) 연골에 진액만 보충된다면 얼마든지 회복이 가능하다.

■ 시술방법

먼저 연골을 늘려주는 방법을 활용한다면 뼈와 뼈 사이로 나도 모르는 사이에 체액의 진액이 스며들게 될 것이요. 그러다보면 치유되는데 몸이 너무 쇠약하다거나 몸에 수분이나 피가 적은 사람들은 언제 보충될지 모르는 경우가 있을 수 있다.

아울러 주의할 점은 아무리 좋은 약이나 치료방법이나 수기기술이 있다고 하여도 병의 원인에 맞지 않으면 도리어 부작용이 있을 수 있다는 것을 알아야 할 것이다. 예로 식사요법이나 기공술이나 침이나 부항이나 지압이나 마사지 등을 들 수 있을 것이다. 또한 피가 허해서 심장이 약해진 사람한테 금식법을 시킨다거나 저혈압인 환자나 영양부족으로 발병한 환자에게 금식을 시킨다면 아무리 좋은 시술방법이라도 부작용이 따를 수밖에 없을 것이다. 고혈압인 환자에게 고혈압의 원인도 모르면서 죽염식용법 등은 위험한 장난이 아닐 수 없다.

지금까지 각 관절이나 근육, 인대, 허리뼈 통증 등 많은 질환을 다스리는 방법을 열거했다. 이외에 많은 질병치료에도 원심수기 통증예방 관리비법을 활용한다면 통증제거에 효력이 매우 좋다고 말할 수 있다.

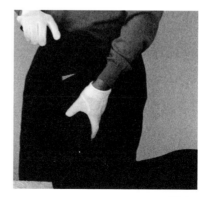

26-1

14. 증세별 시술방법

지금까지는 부위별로 한 곳에서 발병되는 통증만을 다스리는 방법을 설명하였다고 한다면 앞으로는 증세별로 시술하는 방법을 기록하겠다.

1. 소화불량

환자를 반듯하게 눕게 한 후에 중완 부위나 배꼽 주위를 시계바늘이 도는 방향으로 마사지하면서 기를 주입하는데 상으로 올라갈 때 기를 주입하면서 자극을 준다면 바로 효과를 볼 수 있다.

■ 시술방법

(사진 복부 15-1, 15-2, 15-3, 장단족 14-3, 14-6)

2. 각 관절에 통증이 있거나 시거나 아리거나 당기는 경우

먼저 통증이 나타나지 않는 방향으로 근육을 풀어준 다음 다시 통증이 오는 방향으로 기를 주입하면서 근육을 풀어준 후에 통증이 있는 쪽의 관절을 넓혀주는 시술을 한다면 즉석에서 효과를 볼 수 있을 것이다.

■ 시술방법

(사진 손목 관절, 발목관절, 테니스 엘브관절, 무릎관절 등을 1mm 통치법을
사용하면 효과가 있다)

3. 한숨을 잘 쉬는 사람

① 가슴의 잔중혈을 상하좌우 대칭으로 밀면서 근육을 풀어주고
약간의 기를 넣는 방법으로 한다.

■ 시술방법

(사진 8-1, 8-2, 8-3)

② 등에 무릎을 대고 양 어깨를 싸안은 상태로 뒤로 버티면서 가
슴은 벌리고 심호흡을 몇 차례 실시하면 즉석에서 한숨 쉬는 일이
사라지고 가슴이 시원함을 느낄 수 있다.

■ 시술방법

(사진 배통 7-6)

③ 양 팔을 목 뒤로 깍지를 끼게 하고 등에 무릎을 대고 주관절을
뒤로 약간 당겨주면서 심호흡을 하게 하거나 본인에게 뒤로 버티
게 하면서 술자는 환자의 잔중혈 근육을 이완시키면서 기를 조절
하여도 잘 낫는다.

■ 주의할 점

놀랜 일이 있거나 화를 많이 끓인 사람이거나 신경과민증이 있는 사람이라면 약을 복용하면서 시술하는 것이 타당할 것이다. 또는 호흡에 이상이 있으면서 통증이 있는 사람도 주의해야 한다.

4. 하지가 냉하고 저리기를 잘하는 증

먼저 환자를 반듯하게 눕게 한 후에 서해부 근육을 이완시키면서 풀어준 후 다시 환자를 옆으로 눕게 한 후에 내측의 무릎 위부터 대퇴부 내측을 따라 올라가면서 근육을 풀어주면서 기를 주입한다.

■ 시술방법

(사진 서해부 12-1, 하지신경 28-1, 근육통 26-1, 26-2)

■ 주의할 점

양기가 부족하여 하지가 냉한 사람이나 배가 냉하여 하지가 냉한 사람이나 허리에 이상이 있어 냉하거나 저리거나 마비가 있는 사람은 임시시술은 할 수 있으나 근본적인 치료는 약을 복용하거나 음식요법을 활용하는 것이 유리하다.

5. 둔부의 근육이 처진 사람

환자를 바르게 엎드리게 한 후에 양 발의 무릎을 구부려 놓은 상황에서 발을 내측으로 틀면서 등 방향으로 밀어주면서 둔부 근육에 기를 주입하기를 반복해 주면 늘어진 둔부가 올라붙는다.

6. 눈이 어둡거나 이상이 있을 경우

눈 주위의 피부를 자극을 준다면 즉석에서 눈이 맑아지는 것을 알 수 있다.

■ 시술방법

(사진 눈 2-1, 2-2)

7. 두운증(어지러운증)

환자를 반듯하게 눕게 하거나 앉아 있게 한 상태에서 환자의 상박부 팔의 외부근육을 잡고 근육에 기를 주입하는데 팔꿈치 관절 위부터 어깨 부위로 올라가면서 기를 주입하는 일을 하면 어지러운증이 사라진다.

8. 염좌

염좌 주위의 근육을 먼저 풀어주면서 기를 주입한 후에 염좌 부위의 골격을 넓혀주면서 좌우로 회전하면 뼈는 저절로 맞아들어간다. 이 염좌는 각 부위가 많이 있으니 예로 발목이나 무릎이나 허리나 등이나 어깨 등으로 많이 발생하는 증이나 시술방법을 근육의 이완조절과 기를 적당하게 활용하면 즉석에서 시원함을 느낄 수 있다.

■ 시술방법

(사진 손목관절 22-1, 발목관절 24-1, 24-2 참고)

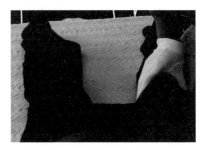

26-2

9. 담이 드는 경우는 근육의 경직으로 발생하는 증

① 가슴이나 늑골에 담이 들 경우는 환자를 바르게 앉게 하거나 눕게 한 자세에서 늑골을 따라 늑골과 늑골 사이의 근육에 기를 주입하고 다시 상하로 기를 주입하면서 근육을 이완시켜 주면 즉석에서 효과를 볼 수 있다.

② 옆구리 주위에 담이 드는 경우에는 환자를 바르게 눕게 한 후 양 발의 무릎을 구부려 꼬아놓은 상태에서 좌우로 흔들어 보면서 어떤 위치에서 결리는 증세가 나타나는가를 본 후에 먼저 나타나는 방향으로 하체를 밀면서 담 결린 근육을 더욱 당겨주었다가 다시 발을 경련이 없는 방향으로 밀어주면서 담이 결리는 근육을 당기면서 이완시켜 주고 아울러 기를 조절한다면 즉석에서 치료가 가능하다.

■ 시술방법

(사진 늑간통 16-1, 요통 10-3, 10-4, 10-12, 10-13, 10-14, 10-17 참고)

10. 수전증(손이 떨리는 증상)

수전증이 있는 팔을 쭉 펴고 주관절 뒷부분(팔꿈치) 밑에 주먹이나 받침목 등을 괴고 어제혈과 약간의 안쪽까지 함께 싸잡고 아래로 약간씩 눌러주면서 기를 주입하기를 반복하면 효과가 있다.

또는 신경과민증이나 화병을 원인으로 발생한 수전증이라면 수전증 사진과 같은 자세를 실행하면서 대흉근이나 소흉근의 근육을 마사지하면서 기를 주입하여도 많은 효험을 볼 수 있다.

주관절 주위의 근육에 이상이 있을시 발생하는 질환으로 이 주위에는 많은 근육들이 엉켜 있으니 팔을 잡고 상하 좌우전후로 회전을 시키면서 어떤 방향에서 어느 위치에서 이상을 느끼는가를 보아 그 자리에서 먼저 이상을 못 느끼는 방향으로 기를 주입한 후에 다시 이상을 느끼는 방향으로 기를 주입하면서 근육을 조절한다면 많은 효과를 볼 수 있다.

■ 시술방법
(사진 수전증 27-1 참고)

11. 손목의 아귀힘이 없어 물건을 잡기가 어려운 경우

손바닥을 쭉 펴게 한 후에 손등의 2번 손가락과 3번 사이와 3번과 4번의 손가락 사이의 근육을 어깨 방향으로 밀어올리면서 기를 주입하기를 반복하면 즉석에서 효과를 볼 수 있어 물건을 집을 수 있다.

■ 시술방법

(사진 주먹힘 21-1 참고)

■ 주의할 점

　쥐는힘이 손등의 등쪽뼈 사이 근에 이상이 있어 있을 수도 있고, 내측의 요골 척골의 수근굴근에 이상이 있어 무력할 수도 있으니 환자로 하여금 물건을 집을시에 이상이 있는 곳을 확인하여 시술해 주는 것이 중요하다.

12. 중풍 등으로 주먹이 오므라든 상태로 되었을 경우

　이 경우에 강제적인 힘으로 주먹을 펴려고 한다면 펴지지도 않을 뿐 아니라 부작용도 있을 수 있다. 이때 주먹을 펴려고 한다면 반대로 더욱 오므려 주었다 놓으면 반사작용에 의하여 주먹이 펴지는데 주먹이 펴지면 손바닥이나 손등의 근육을 마사지하면서 풀어 준 후 기를 주입한다.

13. 책상다리가 어려운 경우

　책상다리를 할 경우 두덩이뼈(치골)부위가 통증이 있거나 불편한 점이 있는지 아니면 대퇴의 넓적다리 근막긴장근에서 이상이 있는가를 보아 시술한다.

① 치골에서 내측 넓적다리빗근(봉공근)에서 통증이 있는 경우에

는 환자를 바르게 눕게 한 후 치골과 서해부의 근육을 이완시키면서 기를 주입하는데 서서히 무릎을 향하여 내려오면서 실시한다. 이 경우 시술을 하여도 효력이 없을 경우에는 장이 냉하여 장요근(큰 허리근, 작은 허리근)에 이상이 있는 경우가 많이 있으니 먼저 장요근(큰 허리근, 작은 허리근)을 풀어준 다음에 대퇴 내전과 두덩이뼈(치골근)를 풀어주면서 기를 주입한다.

■ **시술방법**

(사진 서해부 12-1, 고관절 13-1, 13-2, 13-3, 장단족 14-6, 골반 11-5, 11-6, 11-7)

2. 외부 둔부의 큰 볼기근, 중간 볼기근과 대퇴 장막근(넓적다리근막 긴장근)에 이상이 있으면 환자를 옆으로 눕게 하거나 바르게 눕게 한 후 무릎을 구부려 상하좌우로 흔들어 주면서 볼기뼈의 근육을 이완시켜 주면서 기를 주입하면 즉석에서 효험을 볼 수 있다.

■ **시술방법**

(사진 11-5, 고관절 13-2, 13-3, 장단족 14-1, 14-6)

14. 무릎 관절이 통증이 있는 경우

이 경우에는 무릎의 내측에 통증이 있는 경우와 외측에 통증이 있는 경우가 있고 또는 무릎의 전면부에 통증이 있는 경우가 있다. 또한 통증의 종류가 시큰거리면서 통증이 있는 경우나 당기면서 통증이 있는 경우나 열이 있으면서 쑤시는 것처럼 아픈 통증이 있는데 열이 있으면서 통증이 있는 경우에는 무릎관절 염증이기 때문에 함부로 손을 대면 잘못하면 부작용이 있을 수 있다.

우리가 할 수 있는 경우는 시큰거리면서 통증이 오는 경우인데 무릎을 약간 구부리게 한 상태에서 무릎의 안팎에 손을 대 무릎 주위의 근육을 마사지하면서 풀어준 후 무릎의 양 슬안 자리를 잡고 발을 폈다 오므렸다 하면서 움직여 주면 무릎의 유착으로 인하여 발생한 통증은 가라앉는다. 어떠한 무릎의 전면부에 손을 대고 폈다 오므렸다 하기를 반복하여도 효과는 있다.

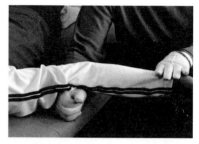

27-1

15. 손이 저리고 힘이 없을 때

팔목관절의 내측에서부터 술자의 손가락을 밀착시킨 상태로 하여 교대로 바꿔가면서 위로 올라가는 자세를 취하는데 한 번 한 번 올라갈 때마다 기를 주입하는 정성으로 한다.

16. 안면 신경마비

눈 주위의 근육을 마사지하면서 자극을 주고, 또 얼굴의 내외측의 깨물근을 자극하면서 마사지해 주면 얼굴의 근육이 부드러워진다.

■ 시술방법

(사진 안면 3-1, 3-2)

■ 주의할 점

　중풍이나 위장장애로 인하여 안면신경에 마비가 발생할 수 있는
데 위장장애라고 한다면 위를 다스려 가면서 시술을 해야 완치를
할 수 있다.

■ 시술방법

(사진 복부 15-1, 15-2, 15-3, 사진 안면 3-1, 3-2)

17. 사 시

　사시는 눈이 틀어진 증으로 앞을 바로 보지 못하고 틀어지게 보
는 것을 말한다.

■ 시술방법

① 머리를 사시의 반대 방향으로 밀어놓는다.

② 눈은 앞의 정면을 바라보게 한다.

③ 사시 방향의 팔을 최대한 눈으로부터 일직선이 될 수 있게 편
　 상태가 되게 유지한다.

④ 술자는 환자의 팔을 잡고 합곡혈 윗부분을 어깨 방향으로 밀어
　 주면서 기를 주입한다. 이때 곡지혈 자리를 잡고 함께 밀어주면

서 기를 주입하면 즉석에서 눈
이 돌아가는 것을 알 수 있다.
이때 계속 기를 주입하면 눈이
반대 방향으로 돌아가는 경우
가 있는데 놀라지 말라. 다시
돌아오니.

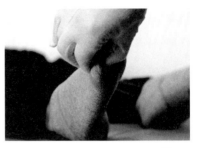

28-1

18. 생리통

환자를 반듯하게 눕게 한 후에 무릎을 약간 구부려둔 상태에서
혈해혈(사진 참고) 자리를 자극을 주면서 기를 주입하면 생리통은
가라앉는다.

우리 옛날부터 전해 내려오는 이야기 중에 과부가 된 며느리가
성욕이 발동되어 집을 나갈까봐 침을 놓을 줄 아는 시아버지가 며
느리를 속여 침을 맞으면 평생 잔병이 없이 건강하게 하는 침이라
고 하고 혈해혈자리를 자침을 놓아 사혈을 시켰다고 하는 말이 있
는데 이 혈해자리를 마비시키면 성욕이 사라지는 것을 알았던 시
아버지라는 생각이 든다. 이런 이야기를 들어보면 우리 조상들은
수백 수천 년 전부터 해부학은 없었어도 인체의 구조기능은 알고
있었다고 보아야 할 것이다.

이 자리에는 척추 4번에서 내려오는 신경이 두 가닥으로 갈라지
면서 한 가닥은 자궁 주위로 가고, 한 가닥은 혈해자리로 오는 것
을 우리 옛날 전통의학을 하시는 분들은 알고 있었다고 보아야 할

것이다. 현대 의학에서는 이제야 인체 해부학을 알고 있다면 우리 민족 전통의학은 수백 수천 년부터 알고 있었다고 생각한다면 우리 전통의학의 우수함을 조금은 이해할 수 있을 것이라 생각한다.

이상 기록한 것 외에 수많은 질병이 있고 병이 있으며, 또한 시술방법도 여기에 기록한 것은 기본적인 시술동작에 불과하다. 통증의 체형에 따라 수없이 많은 시술방법이 응용되고 있으나 일일이 사진으로 등재하기에는 어려움이 있어 표현하기 쉬운 자세만을 기술하였으니 독자분들의 많은 노력이 있기를 바라면서 이 정도만 기술할까 한다.

이와 같은 원리로 시술을 한다면 사회활동을 하는데 많은 도움이 있으리라 생각하면서 줄일까 한다.

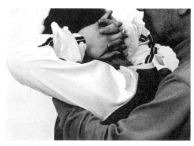

29-1

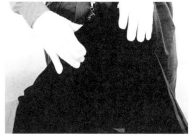

30-1

15. 환자를 대하는 마음자세

1. 환자를 대하는데 있어 귀천을 두지 마라.

인생의 부귀는 사람마다 다를지 모르나 사람의 생명은 귀한 사람이나 천한 사람이나 모두 고귀한 것이다(지나가던 거지가 와서 시술을 청한다면 끙자를 하지 말고 웃으면서 시술할 수 있는 마음자세가 필요하다).

2. 시술하는데 있어 차별성을 두지 마라.

아는 사람이라고 하여 열심히 시술하고 모르는 사람이라고 정이 없이 마지못하여 시술을 한다거나 나에게 도움이 되지 못한다고 하여 무성의로 시술을 하지 말라고 하는 것이다. 열심히 잘해 준다고 하는 것이 평상시대로 평범하게 시술하는 것보다 부작용이 많이 발생하는 경우가 있기 때문이요, 정이 없이 무성의로 시술을 행하면 효과를 보지 못하기 때문이다.

3. 환자를 대할 때 돈을 생각하지 말고 성의껏 시술하라.

돈이라고 하는 생각을 가지고 이 사람은 얼마를 시술을 한다면 얼마를 벌 수 있다고 하는 마음을 갖고 시술을 한다면 치료가 늦어질 것이요, 잘못하면 원망을 들을 일도 생길 수 있기 때문이다.

16. 환자를 처음 대할 때 관찰하는 방법

① 앉거나 서 있는 자세에서 어깨의 높낮이를 확인한다.

② 어깨와 머리와의 관계에서 양쪽의 넓이를 확인한다.

③ 어깨가 앞으로 양쪽 모두나 어느 한쪽만 당겨 있는지 확인한다.

④ 가슴이 답답하거나 통증이나 한숨은 없는지 확인한다.

⑤ 몸이 좌나 우측으로 틀어져 있는지, 또는 회전형은 아닌지 확인한다.

⑥ 어깨가 앞으로 당겨져 있으면 등쪽 어깨뼈(주격뼈)가 나왔거나 좌나 우측으로 틀어져 있거나 등 가슴이나 어깨날개 부위에 통증이 있는지 확인한다. 위에 통증이 있는지 확인한다.

⑦ 장단족을 확인하는데 고관절에 통증이나 굳어 있지는 않는지 확인한다(엎드린 상태에서 발목을 들고 회전시켜 확인한다).

⑧ 서해부의 이상유무로 누운 자세에서 가부좌 형태를 확인하여 무릎이 높이 솟아올라 있는가 확인하여 좌우가 동등한 위치로 수평을 이루고 있는가를 확인한다.

⑨ 엉덩이가 뒤로 빠져 있으면서 허리가 앞으로 숙여져 있는가를 확인한다.

⑩ 몸이 옆으로 넘어간 상태로 걷거나 옆구리 쪽을 잡고 걷는지를 확인한다.

제Ⅲ부

인체도

인체 골격도

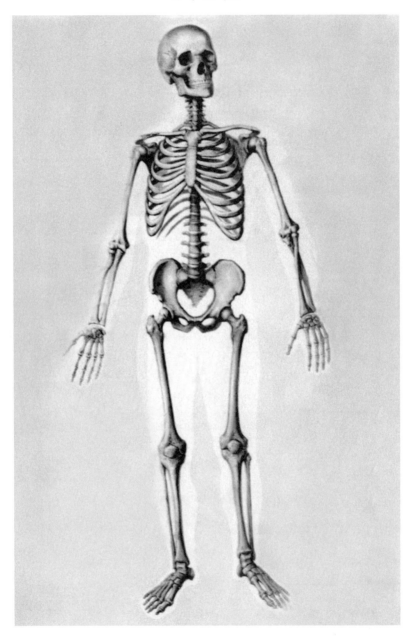

인체 척추도

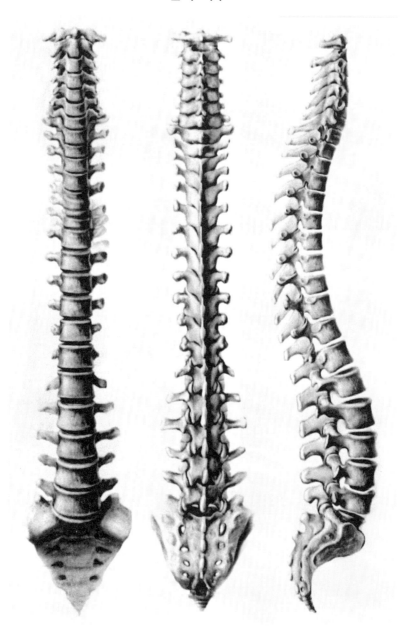

인체 골반도

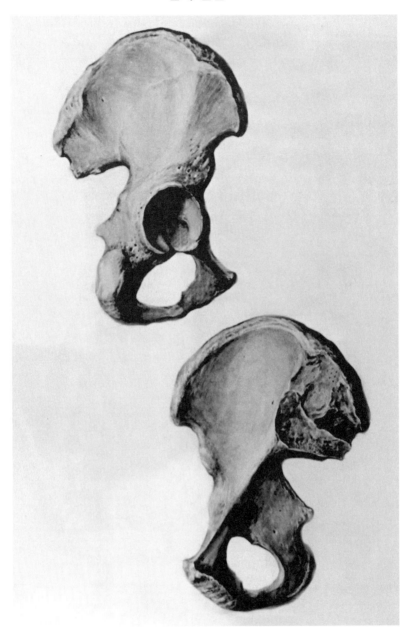

인체 대퇴골

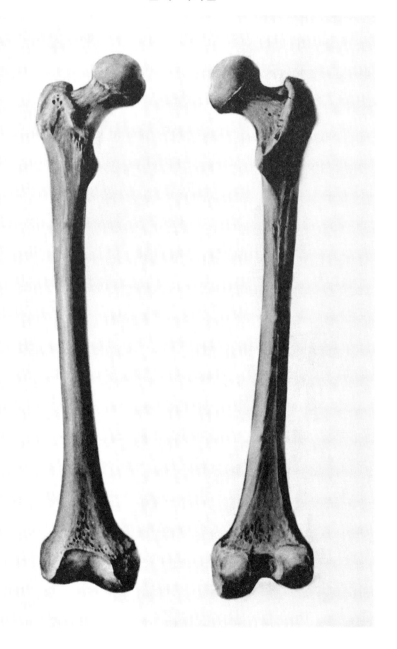

인체 전면도

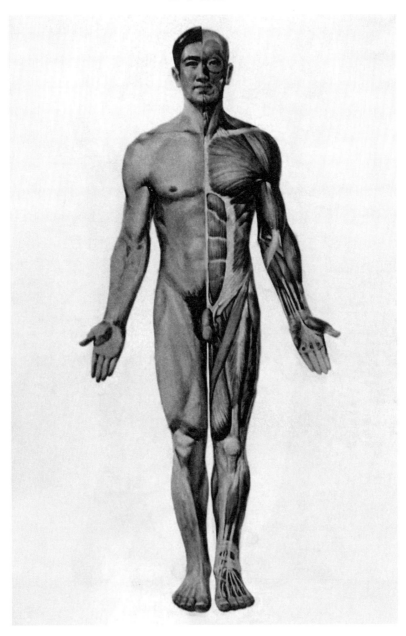

인체 후면도

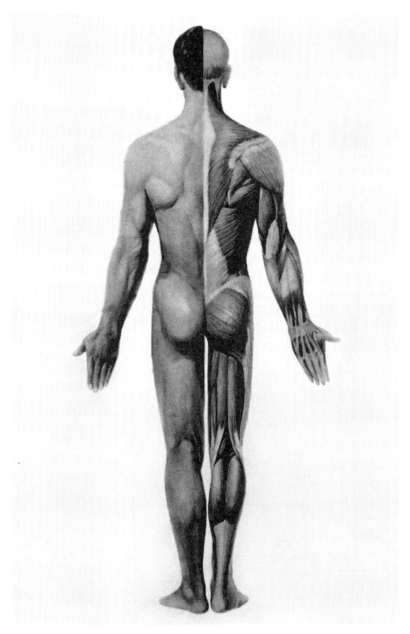

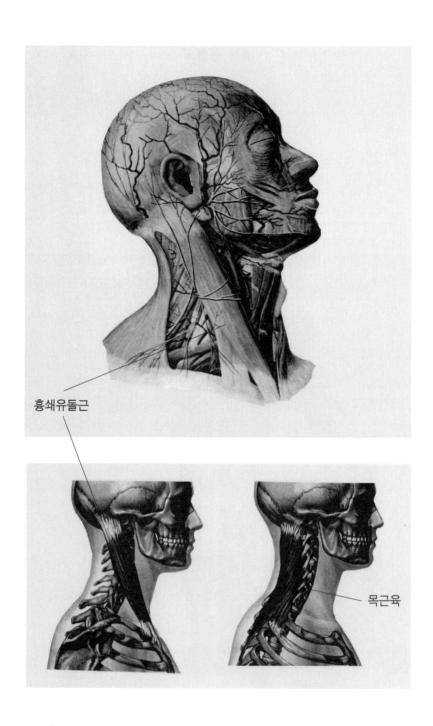

흉쇄유돌근

목근육

인체 얼굴근

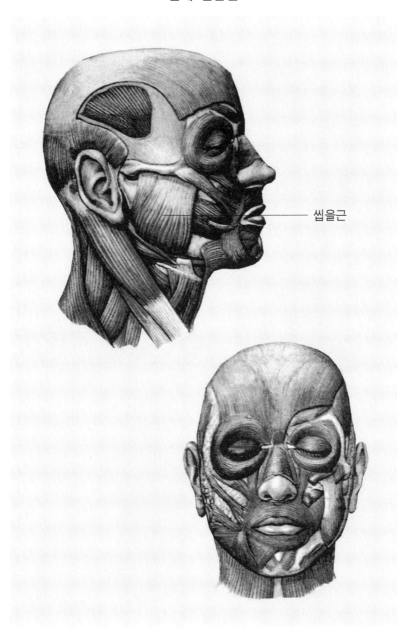

씹을근

인체 어깨근

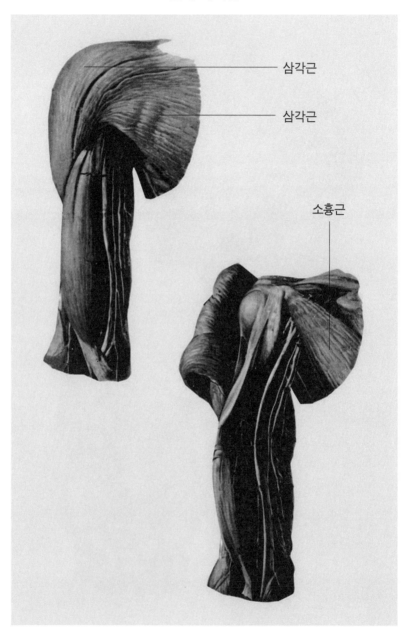

삼각근

삼각근

소흉근

인체 어깨근

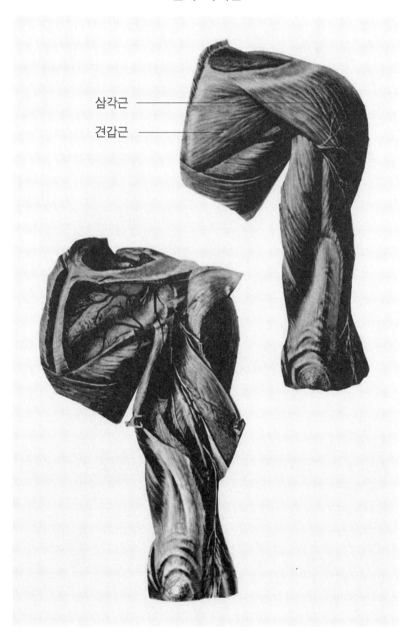

삼각근

견갑근

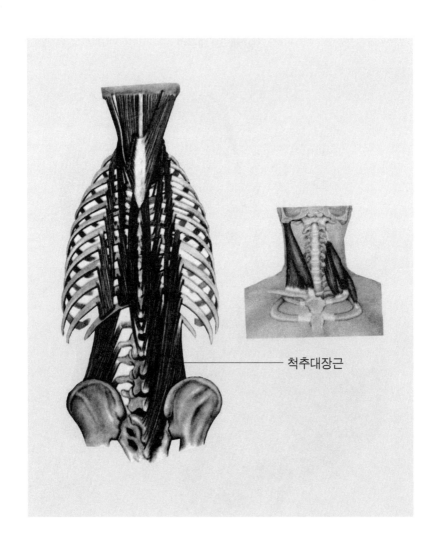

척추대장근

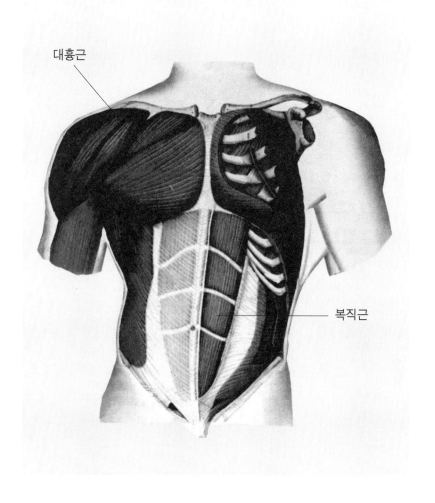

대흉근

복직근

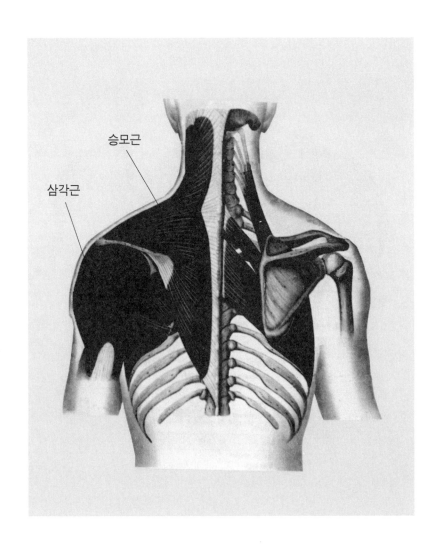

삼각근

승모근

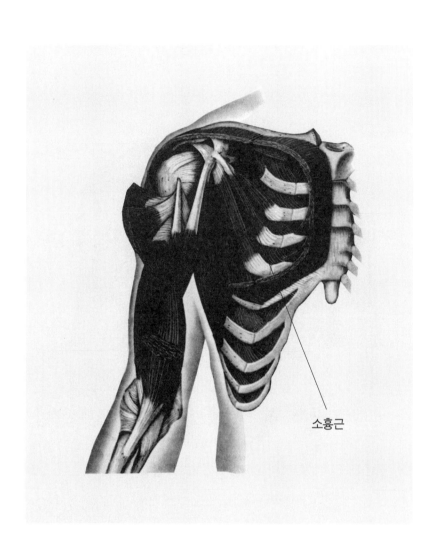

소흉근

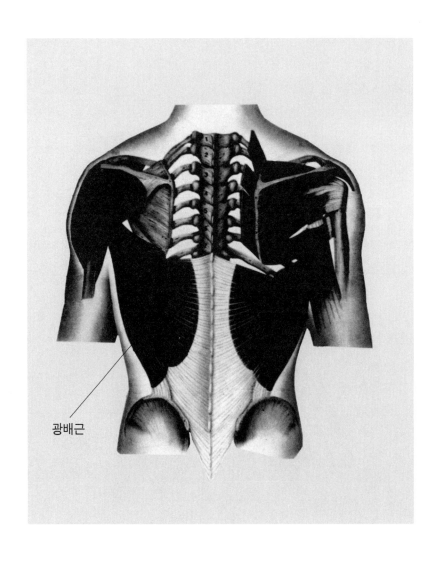

광배근

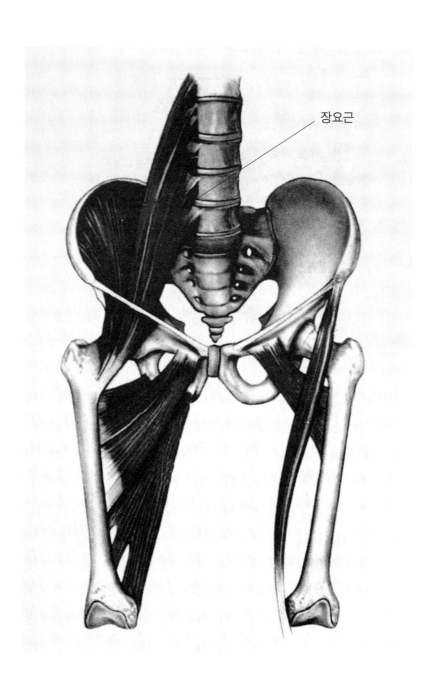

장요근

제IV부

사진설명

기본자세 1, 2

 이 동작은 목이나 어깨나 등에 통증이 있는 증세에서 환자가 서 있거나 앉아 있는 자세에서 목을 앞뒤로 넘겨보면서 목이 부드럽게 움직이는가, 또는 압통점이 어느 지점에 돌아갔을 경우에 통증이 나타나는가를 찾아내는 자세다.

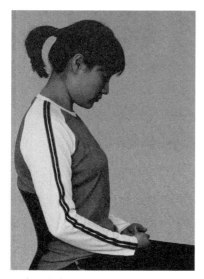

기본자세 사진 1

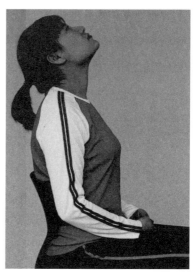

기본자세 사진 2

기본자세 3

이 동작은 목이나 어깨에 통증이 있을 경우 목을 좌나 우로 돌려보면서 어느 지점에서 압통점이 나타나는가를 찾아내는 방법으로 목을 좌우로 돌렸을 때 목이 좌우로 부드럽게 돌아가는지 보고, 아울러 돌아가지를 않으면 어느 정도 회전이 되고 있는지 각도를 알아보는 자세다. 또한 좌우로 돌아가면서

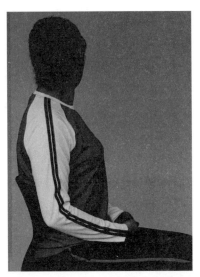

기본자세 사진 3

어느 정도 돌아갈 때 어떤 근육에 통증이 있는가를 알아본다.

기본자세 4

이 동작은 경추나 승모근에 통증이 있거나 불편할 경우에 목을 좌나 우로 나사형으로 돌려가면서 어떤 위치에 돌아갈 때 통점이 나타나는가를 찾아내는 동작이다. 이 자세는 한쪽으로만 하지 말고 좌우 양쪽으로 모두 돌려보면서 확인해야

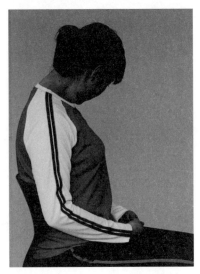

기본자세 사진 4

한다. 이 자세는 경추나 승모근이나 후두골이나 흉쇄유돌근 등에 변위가 있는 경우 확인하는 자세다.

기본자세 5, 6

이 동작은 반듯하게 서 있는 자세에서 허리와 등을 앞뒤로 구부렸다 뒤로 넘겼다 하면서 허리는 부드럽게 움직이는지, 또는 어느 지점으로 넘어갈 때 어떤 위치에서 통증이 나타나는가를 알아보는 자세다. 이 자세는 경추, 흉추, 요추, 요추 최장근이나 골반에 변위가 있을 경우 확인할 수 있는 자세다.

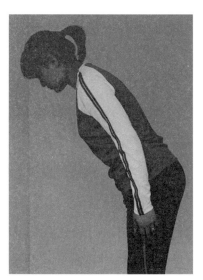 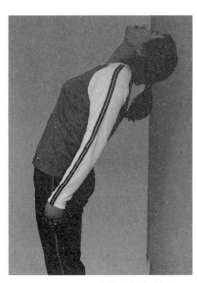

기본자세 사진 5   기본자세 사진 6

기본자세 7

이 동작은 반듯하게 서 있는 자세에서 발은 가만히 두고 몸을 좌우 옆으로 돌려보면서 어느 정도 돌아가는지, 또는 어느 정도 돌아갔을 경우에 어느 지점에 통증이 있는가를 알아보는 자세다. 이 자세는 고관절, 서해부나 골반이나 대퇴부의 근육 등에 통증이 있을 경우 확인하는 자세다.

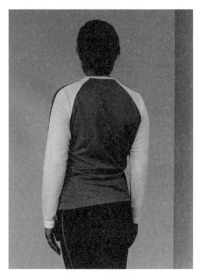

기본자세 사진 7

기본자세 8

이 동작은 발은 그대로 두고 몸을 나사형으로 빙빙 돌려보는 자세로 돌아가는 각도는 어느 정도 넓은지, 또는 부드러운지, 또는 어느 위치로 돌아갈 때 어느 자리에 통증이 있는지를 알아보는 자세다. 이 자세는 몸을 좌나 우로 모두 돌려보면서 파악하는 자세로 요통이나

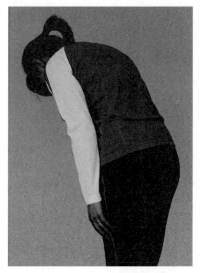

기본자세 사진 8

늑간통이나 고관절이나 서해부나 골반 등에 변위가 있을 경우 확인하는 자세다.

기본자세 9, 12

이 동작은 팔을 앞으로 들어올렸다 내렸다 하면서 경추나 어깨나 견갑골이나 가슴의 대흉근이나 소흉근이나 승모근(해부도 참고) 등에 통증이 있을 때 통증의 위치를 찾아보는 자세다. 앞뒤로 원을 그리면서 파악해야 한다.

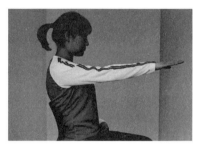

기본자세 사진 9

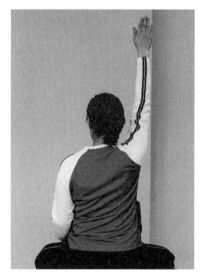

기본자세 사진 10

기본자세 10, 11, 12

이 동작은 팔을 옆으로 들어 올렸다 내렸다 하는 연속동작으로 어깨, 경추, 승모근 주위, 겨드랑, 대흉근, 소흉근 등에 통증이 있을 때 어느 각도에서 통증이 나타나는가를 알아보는 자세다.

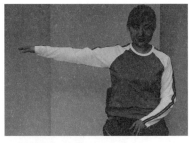

기본자세 사진 11

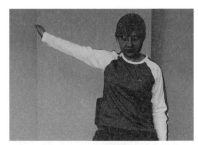

기본자세 사진 12

기본자세 13

이 동작은 팔을 반대쪽 어깨너 머로 좌우 손을 넘겨보면서 어 느 정도 넘어가고 있는지, 또는 어느 정도 넘어갈 때 어느 팔에 서 통증이 나타나는지, 어깨너 머로 넘어간 팔의 위치는 동등 한가를 알아보는 자세로 오십 견통이나 등이나 경추나 가슴 근에 이상이 있을 때 검사하는 방법이다.

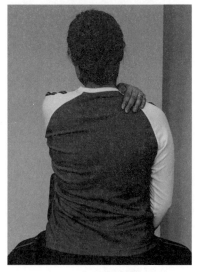

기본자세 사진 13

기본자세 14

이 동작은 팔을 등 뒤로 돌려 올려보는 자세로 좌우 팔을 올려보는데 어느 팔이 많이 올라가는지, 또는 올라가면서 어느 팔에서 통증이 나타나는지, 또는 뒤로 올라간 팔의 위치는 동등한가를 알아보는 자세로 오십견통이나 등이나 경추나 가슴근에 이상이 있을 때 검사하는 방법이다.

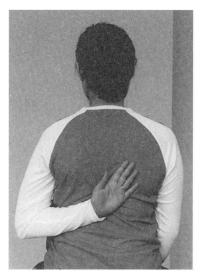

기본자세 사진 14

기본자세 15

이 동작은 들어올리는 팔을 어깨너머로 하여 목 뒤편으로 넘기는 자세로 좌우 팔을 들어 어깨너머로 넘겨보면서 위치는 동등한지, 어느 정도 넘어갔을 때 어느 위치에 어떤 근육에 통증이 있는가를 알아보는 자세로 오십견, 등, 경추, 가슴근에 이상이 있을 때 하는 방법이다.

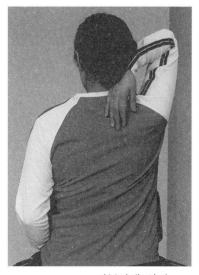

기본자세 사진 15

기본자세 16, 17

이 동작은 엎드린 자세에서 발은 90도 정도 구부려 양쪽으로 벌려보는 자세로 어느 발이 많이 넘어가거나 안 넘어 가는가를 알아보는 자세다. 이 자세는 고관절이나 골반이나 서해부에 변위가 있을 경우에 나타나는 형태로 넘어간 발에서 통증이 나타나는지, 안 넘어간 발에서 통증이 나타나는지를 알아보는 방법이다. 또한 골반이 외방변위로 변했는지 내방변위로 변했는지 파악하는 기본자세다.

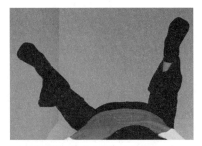

기본자세 사진 16

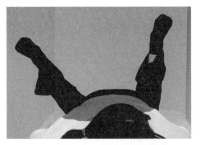

기본자세 사진 17

기본자세 18

이 동작은 장단족을 파악하는 자세로 환자를 반듯하게 엎드려 눕게 한 다음 엉덩이를 약간 들었다 살짝 내려놓은 후에 양 발의 길이를 재는 방법으로

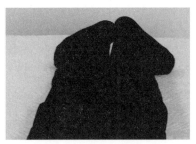

기본자세 사진 18

골반의 변위가 있을 때 나타나는 증상이다. 이 현상은 허리의 최장근이나 요방형근에 이상이 있거나 장요근이나 요둔근에 변위가 발

생할 때나 고관절이나 골반에 변위가 있을 때 나타나는 증상으로
골반이 틀어진 상태를 파악하는 자세다.

기본자세 19

이 동작도 16 · 17번과 같은 의
미로 골반의 변위를 알아보는
자세로 반듯하게 누워 엉덩이
를 살짝 들었다 놓은 후 어느
쪽 발가락이 옆으로 많이 넘어

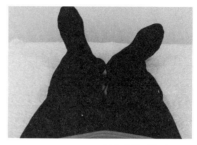

기본자세 사진 19

갔는가를 파악하는 자세로 골반에 변위가 내방변위나 외방변위로
되어 있을 경우에 나타나는 자세다. 16 · 17번은 엎드려 뒤에서 확
인하는 방법이라면 19번은 반듯하게 누워 앞면에서 재는 자세다.

기본자세 20

이 동작도 골반의 변위를 알아
보는 자세로 반듯하게 드러누
워 한쪽의 발을 반대쪽 발 무릎
위에 올려보는 자세로 양 발의
높낮이가 같은가를 보는 자세

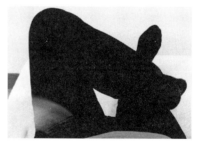

기본자세 사진 20

다. 이 자세에서 한쪽의 발이 높다고 한다면 장요근이나 대퇴내전
근 등에서 변위가 발생한 증이라 할 수 있을 것이다. 또는 고관절
이나 서해부나 골반에 변위가 발생한 경우 확인하는 자세다.

두통 1-1

이 시술방법은 두통시술의 한 방법으로 씹을근(해부도 참고)에서 부터 측두근 방향으로 올라가면서 시술을 하는 자세로 백회혈을 기준으로 올라간다.

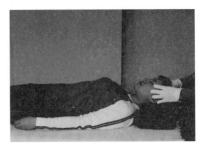

사진 두통 1-1

두통 1-2

사진 1번의 연속동작으로 머리 정수리를 향하여 서서히 올라가면서 기를 주입하는 자세다.

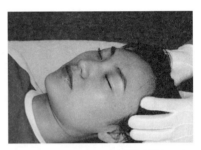

사진 두통 1-2

두통 1-3

이 자세는 두통을 시술하는 자세로 앞이마 눈썹 위부터 정수리를 향하여 가면서 기를 주입하는데 양 손의 엄지손가락을 교대로 밀어올리는데 밀어올리

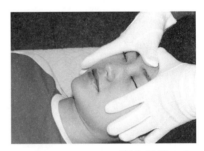

사진 두통 1-3

는 손가락을 밀착시킨 상태로 서서히 올라간다.

두통 1-4

이 자세는 두통을 시술하는 자세로 양 손을 좌우 눈썹 위의 중간부위부터 시작하여 정수리를 향해가면서 서서히 기를 주입하는 자세다.

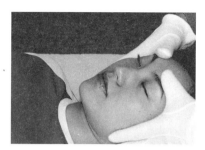

사진 두통 1-4

두통 1-5

이 자세는 두통 1-4의 연속되는 자세로 눈썹 위부터 시작하여 위로 올라가면서 기를 주입하는 방법의 하나이다.

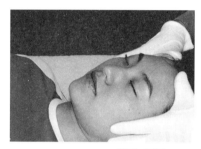

사진 두통 1-5

눈 2-1, 2-2

이 자세는 두통 및 미능골통이나 눈이 피로할 때 시술하는 자세로 손가락을 이용하여 눈동자 주위의 눈꺼풀을 자극을 주는 자세로 눈을 상하좌우로 돌려가면서 아플 정도로 자극을 준다. 이때 주의할 점은 눈꺼풀만 눌러 자극을 주는 것이지 동자를 압박하는 일은 없어야 한다. 만약 잘못하여 동자를 누른다거나 자극을 주면 피해를 입을 수 있으니 주의하시라.

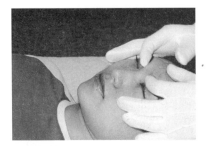

사진 눈 2-1

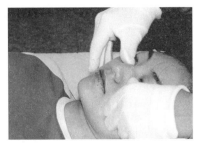

눈 2-2

안면근육 3-1

이 자세는 광대뼈가 너무 나온
사람이나 너무 들어간 사람들
을 시술하는 자세다. 너무 나온
사람은 안면근을 잡아 귀밑 턱
방향으로 서서히 밀어주면서

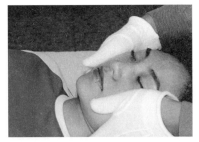

사진 안면 3-1

기를 주입하고, 관골에 근육이 너무 없어 뼈만 있는 사람은 귀밑
턱부터 관골 방향으로 근육을 잡아당겨 주면서 기를 주입하는 자
세로 얼굴미용에 많이 활용되는 자세다.

안면근육 3-2

이 자세는 안면신경 마비나 구
와증에 많이 사용되는 자세로
많은 사람들이 입이 틀어지면
턱뼈가 빠진 것으로 알고 있는
데 구와증은 턱뼈가 빠진 것이

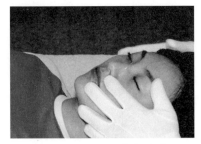

사진 안면 3-2

아니고 근육이 한쪽으로 돌아간 것 뿐이다. 하여 신경을 회복시키면서 근육만 바로 잡아준다면 바로 회복되는 증으로 이 사진은 안면근육을 제자리로 돌려주는 시술방법이다.

안면 3-3

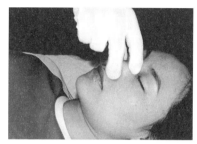

사진 안면 3-3

이 자세는 코가 좌측이나 우측으로 틀어진 상태를 바로 잡아주는 시술방법으로 코 끝의 뼈는 연골로 잘 틀어지게 되어 있는데 이 시술방법은 손가락을 삼각형 모양(손의 자세 3번)으로 하여 코에 대고 바르게 잡아주면서 코근육에 기를 주입하는 자세다. 얼굴미용에 많이 사용되는 자세라 할 수 있다.

경추 4-1

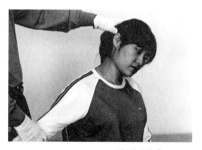

사진 경추 4-1

이 자세는 경추나 승모근에 통증이 있을 경우 얼굴은 전면을 보면서 팔을 대각선으로 약간 들고 머리를 반대쪽 대각선 방향으로 밀면서 얼만큼 넘어갈 때 어느 근육에서 통증이 나타나는가를 파악하는 방법이다.

경추 4-2, 4-3

이 자세는 4-1번으로 통증이 파악되면 그 자리에서부터 팔쪽을 향하여 근육을 마사지하여 풀어주면서 기를 주입하는 시술방법이다. 또한 반대 방법으로 어깨근육부터 머리 방향으로 올라가면서 근육을 풀어줄 수도 있다.

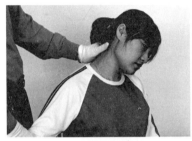 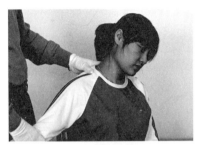

사진 경추 4-2   사진 경추 4-3

경추 4-4, 4-5, 4-6, 4-7

이 자세는 연속동작으로 경추나 승모근에 이상이 있는 사람이 전면을 보고 확인(4-1)할 때는 통증을 모른 사람이 머리를 옆으로 돌려놓을 때 통증이 있는 경우 통증의 근육을 따라 마사지하면서 기를 주입하는 시술방법이다.

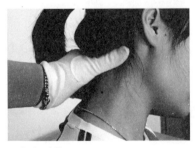 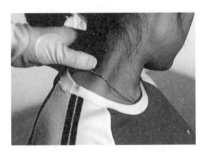

사진 경추 4-4   사진 경추 4-5

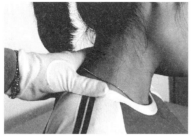

사진 경추 4-6

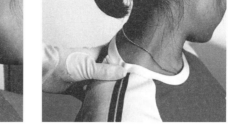

사진 경추 4-7

경추 4-8, 4-9

시술방법은 후두골(풍지혈)부터 견갑골 방향으로 서서히 내려가면서 근육을 마사지하여 풀어주면서 기를 주입하는데 술자는 풍지혈에 손을 대 경추골 주위의 근육을 살짝 잡고 그대로 있으면서 환자로 하여금 목을 앞뒤로 움직일 수 있는 데까지 움직이라고 하면서 근육을 풀어 마사지하면서 기를 주입한다. 이 자세는 목을 전후로 움직이는 것이 부자연스럽거나 통증이 있거나 앞뒤로 넘어가는 각도가 얼마되지 않는 자세일 때 시술하는 방법이다.

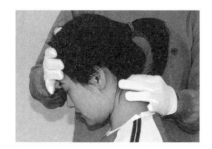

사진 경추 4-8

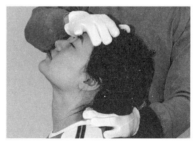

사진 경추 4-9

경추 4-10, 4-11

이 자세는 목이 좌우로 회전이 안되거나 회전할 때 목에 통증이 있거나 회전의 각도가 얼마되지 않을 때 시술하는 자세로 흉쇄유돌근(귀 뒤에서 경추와의 중간점부터 있는 근육으로 인후 천돌혈 방향으로 틀어지면서 내려간 근육이다. 흉쇄유돌근 사진참조)을 조절해 주는데 목을 좌우로 돌려가면서 압통점이 있다면 압통을 찾아 그 자리에 그 자세에서 근육을 마사지하면서 기를 주입하여 시술하는 방법이다.

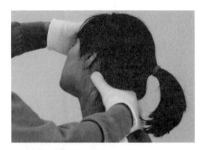
사진 경추 4-10

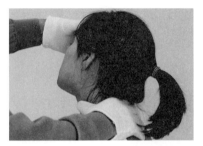
사진 경추 4-11

경추 4-12, 4-13

이 자세는 누워서 시술하는 방법으로 한 손으로 환자의 후두골을 잡고 한 손은 환자의 흉추 2·3번 주위까지 밀어넣은 후 머리를 서서히 들어올리면서 흉추에 넣은 손으로 근육을 풀어주면서 기를 주입하는 자세다. 이 방법을 시행할 때는 머리를 서서히 올라가는 데까지 올려가면서 시행한다.

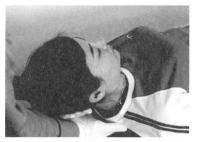

사진 경추 4-12

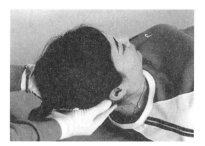

사진 경추 4-13

경추 4-12

이 자세는 목디스크를 시술하는 자세로 손가락(손모양 사진참고)을 삼각형으로 만들어 디스크가 있는 근육에 손을 대 고정한 후 목을 좌우 나사형으로 돌려가면서 목이 돌아가는대로 삼각형으로 만든 손가락이 따라가면서 근육을 풀어주고 아울러 기를 주입하는 자세다. 주의할 것은 목을 돌려가는 과정이 처음부터 넓고 크게 회전을 하면 위험하니 처음에는 좁고 약하게 시작하여 목이 돌아가는대로 서서히 넓혀 나가야 한다.

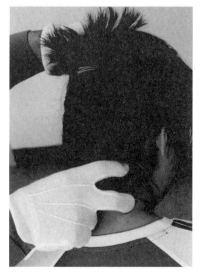

사진 경추 4-14

설근 5-1

이 자세는 혀가 길거나 짧거나 말이 어눌하거나 침을 흘리는 경우에 설근혈 자리의 근육을 마사지하면서 기를 주입하는 시술방법이다.

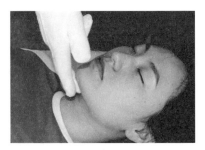

사진 설근 5-1

견비통 6-1

이 자세는 팔을 상하로 움직일 때 어깨의 삼각근에서 통증이 있어 활동이 어려운 경우에 시술하는 자세로 팔을 상하로 움직이면서 어떤 위치에 있을 때

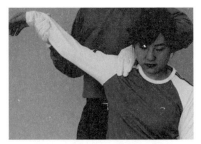

사진 견비통 6-1

통증이 나타나는가, 팔이 올라갈 때 통증이 있는가, 내려갈 때 통증이 있는가를 파악해 가면서 통증이 나타나면 나타난 그 자리에서 압통점의 근육을 풀어 마사지하면서 기를 주입하는 시술방법이다.

견비통 6-2

이 자세는 팔을 앞과 옆면의 중간 방향에서 팔을 위아래로 들었다 내렸다 하는 자세에서 압통점을 찾는 방법이요, 또는

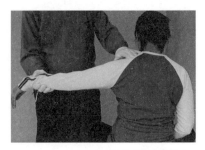

사진 견비통 6-2

팔을 약간만 들어 앞뒤로 돌려보면서 압통점을 찾는 자세다. 팔을 위아래나 앞뒤로 흔들어 보면서 압통처가 나타나면 그 자리에서 압통처의 근육을 풀어주면서 기를 주입하는 시술방법이다.

견비통 6-3

이 자세는 견비통 6-1번의 연속동작으로 팔을 최대한 들어 올리면서 삼각근이나 승모근에 통증이 있는가를 알아보는 자세로 팔을 올렸다 내렸다 하면

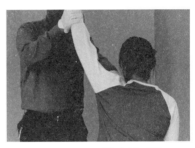

사진 견비통 6-3

서 압통점이 나타나면 그 압통점에서 근육을 마사지하여 풀어주면서 기를 주입하는 시술방법이다(이 사진은 후면에서 승모근 잡는 장면을 촬영한 것이다).

견비통 6-4

이 자세는 6-3의 자세를 전면에서 승모근을 잡는 장면을 촬영한 것이다.

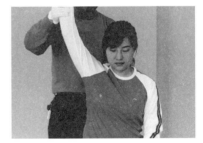

사진 견비통 6-4

견비통 6-5

이 자세는 팔을 최대한 들었을 때 견갑골 하단에 통증이 있을 경우 견갑골 하단의 근육을 마사지하면서 기를 주입하는 시술방법이다. 아울러 이 자세는

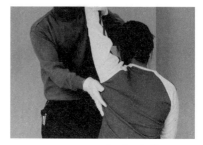
사진 견비통 6-5

환자가 옆으로 누워 시술을 할 수도 있는데 누운 자세가 시술이 더 편하다.

견비통 6-6

이 자세는 팔을 앞으로 수평으로 들어 머리까지 올렸다 내렸다 하면서 압통점을 찾거나 팔을 앉은 자세에서 360도 회전을 시키면서 압통점을 찾아 근

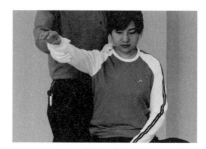
사진 견비통 6-6

육을 마사지하여 풀어주면서 압통점에 기를 넣는 시술방법이다.

견비통 6-7

이 자세는 팔이 반대쪽 어깨너머로 넘어가지 않거나 넘어갈 때 통증이 있거나 넘어갔다 다시 돌아올 때 통증이 있는 경우에 시술하는 자세로 통증이 있는 팔을 반대쪽 어깨너머로 넘겨보면서 어느 정도 넘어갈 때 어느 위치에서 통증이 나타나는가를 보아가면

서 통증이 나타나면 그 자리에서 압통점의 근육을 마사지하면서 풀어준 후 기를 주입하는 시술방법이다(이 자세는 팔이 반대쪽 어깨로 넘어가는 과정에서 견갑골과 척추 사이의 근

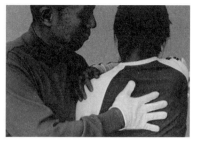

사진 견비통 6-7

육에 통증이 있어 평면으로 활동이 어려운 경우로 전면에서 팔을 잡아당기면서 등 뒤의 근육을 밀어주는 시술방법이다).

견비통 6-8

이 자세는 팔이 반대쪽 어깨너머로 넘어가지 않거나 넘어갈 때 통증이 있거나 넘어갔다 다시 돌아올 때 통증이 있는 경우에 시술하는 자세로 통증이 있

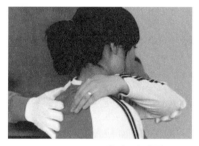

사진 견비통 6-8

는 팔을 반대쪽 어깨너머로 넘겨보면서 어느 정도 넘어갈 때 어느 위치에서 통증이 있는가를 보면서 통증이 나타나면 그 자리에서 압통점의 근육을 마사지하면서 풀어준 후 기를 주입하는 시술방법이다(이 자세는 팔이 반대쪽 어깨로 넘어갈 때 견갑골과 척추골 사이 근육에 통증이 있어 평면으로 활동이 어려운 경우로 전면에서 팔을 잡고 밀면서 등 뒤의 근육을 당기는 시술자세다. 또한 6-7의 측면자세도 된다).

견비통 6-9

 이 자세는 팔이 반대쪽 어깨너머로 넘어가지 않거나 넘어갈 때 통증이 있거나 넘어갔다 다시 돌아올 때 통증이 있는 경우에 시술하는 자세다. 시술방법

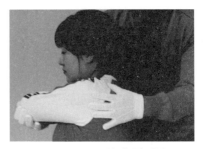

사진 견비통 6-9

은 통증이 있는 팔을 반대쪽 어깨너머로 넘겨보면서 어느 정도 넘어갈 때 어느 위치에서 통증이 나타나는가를 보아가면서 통증이 나타나면 그 자리에서 압통점의 근육을 마사지하면서 풀어준 후 기를 주입하는 시술방법이다(이 자세는 팔이 반대쪽 어깨로 넘어가는 과정에서 견갑골과 척추골 사이의 근육에 통증이 있어 평면으로 활동이 어려운 경우로 전면에서 팔을 잡아당기면서 등 뒤의 근육을 밀어주는 시술자세다).

견비통 6-10

 이 자세는 견갑골에 통증이 있거나 광배근에 통증이 있어 팔의 활동이 어려운 자세 중 하나로 통증이 있는 팔을 들어 그대로 목 뒤 어깨너머로 넘기면서

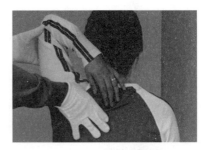

사진 견비통 6-10

어느 정도 넘어갈 때 통증이 나타나는가, 팔은 어느 정도 넘어가는가, 통증이 어느 자세에서 어떤 근육에 있는가를 알아보는 자세다.

일단 통증이 있는 자세를 알아낸 다음에는 통증이 있는 그 자세에 서 통증이 있는 그 근육을 마사지하여 풀어주면서 기를 주입하는 자세다(이 사진에서는 승모근 시술을 위주로 촬영한 것이다).

견비통 6-11

이 자세는 6-10, 6-12번과 같은 자세나 압통점이 승모근이나 견갑골이나 광배근이나 척골 사이의 근육에 통증이 아니라 견갑골 하단부에 통증이 있어

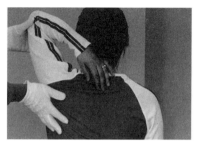

사진 견비통 6-11

팔을 들어올리기가 어렵고, 또는 들어올릴 때 하단부에 통증이 있 는 경우다. 시술방법은 팔을 들어올리면서 압통점이 나타나면 그 자리에서 통증이 있는 근육을 마사지하면서 풀어주고 아울러 기를 주입하는 시술방법이다.

견비통 6-12

이 자세는 팔을 들어 목 뒤 어 깨너머로 넘겨보는 자세로 팔 이 부자유스럽거나 넘어갈 때 견갑골과 흉추 사이에 통증이 있으면 팔을 들면서 굳어 있는

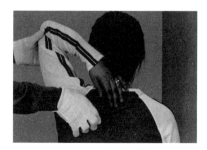

사진 견비통 6-12

근육을 당겨주면서 풀어주고 아울러 기를 주입하는 시술방법이다.

견비통 5-13

이 자세는 양쪽의 팔을 교대로
등 뒤로 올려보는 자세로 어느
팔이 많이 올라가는지, 또는 올
라가지 않는지, 또는 어느 팔이
어느 정도 올라갔을 경우에 어

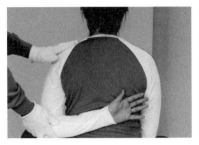

사진 견비통 6-13

느 지점에서 압통점이 나타나는가를 찾아보는 자세로 견갑골의 내
방변위나 외방변위를 알 수 있는 자세다. 치료방법은 등 뒤로 올려
가면서 어느 위치에서 어떤 근육에 통증이 나타난다면 그 자세에
서 압통점의 근육을 마사지하여 풀어주면서 기를 주입하는 시술방
법이다. 또한 팔이 등 뒤로 올라가지 않으면서 승모근에 통증이 있
거나 불편함을 느낄 때 시술하는 자세다.

견비통 6-14

이 자세는 6-13번과 같은 자세
나 견갑골의 변위로 통증이 있
을 경우에 견갑골을 마사지하
면서 기를 주입하는 시술방법
이다.

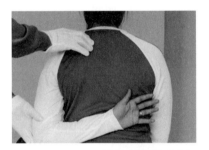

사진 견비통 6-14

견비통 6-15

이 자세는 등쪽의 승모근이나 삼각근이 굳어 있어 팔의 활동이

어렵고 통증이 있는 경우에 술
자의 팔목을 환자의 겨드랑이
밑에 넣고 팔꿈치를 약간 앞으
로 돌려주면서 어깨의 근육을
풀어주는 자세다.

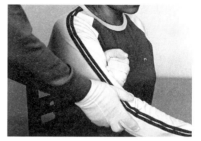

사진 견비통 6-15

견비통 6-16

이 경우는 어깨의 승모근이나
삼각근이 굳어 팔의 활동이 어
렵고 통증이 있을 경우 겨드랑
이 밑에 술자의 팔을 넣어 괴고
아래로 약간 눌러주면서 기를
주입하는 시술방법이다.

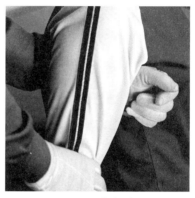

사진 견비통 6-16

견비통 6-17

이 자세는 삼각근이나 대흉근
소흉근이 굳어 팔의 활동이 어
렵거나 통증이 있는 경우 겨드
랑이 밑에 술자의 팔목을 넣고
환자의 대흉근이나 삼각근을

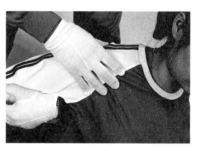

사진 견비통 6-17

마사지하면서 기를 주입하는 시술방법이다.

견비통 6-18, 6-19

 이 자세는 견비통을 시술하는 자세로 환자로 하여금 옆으로 드러
눕게 한 자세에서 팔을 머리 위쪽 방향으로 들어올릴 때 팔이 들
어지지를 않고 겨드랑이 밑의 근육이 당기거나 통증이 있을 경우
에 팔을 들었다 내렸다 하면서 압통점을 찾아 압통점의 근육을 마
사지하여 풀어주면서 기를 주입하는 시술방법이다.

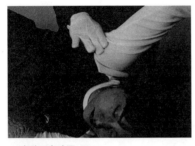

사진 견비통 6-18

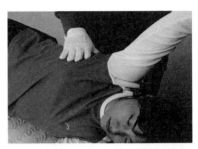

사진 견비통 6-19

견비통 6-20, 6-21

 이 자세는 견비통이라도 신경을 많이 쓰거나 속에 화병이 있거나
한 사람들이 팔을 못쓰는 증으로 팔이 회전이 어렵거나 팔을 들
수 없거나 팔이 뒤로 돌아지지 않을 경우에 시술하는 자세다. 시술
방법은 몸이 불편한 사람을 옆으로 눕게 한 후에 팔을 머리 위로
들어올리면서 어느 지점에 올라가면 어떤 자리에 통증이나 당기는
증이 나타나는가를 보아가면서 통증이 있는 근육(즉 대흉근)을 마
사지하면서 풀어준다.

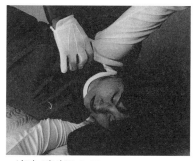
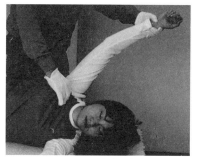

사진 견비통 6-20

사진 견비통 6-21

배통 7-1, 7-2

이 자세는 흉추에 통증이 있을 경우 환자를 반듯하게 엎드리게 하고 흉추 주위의 근육을 마사지하여 풀어주면서 기를 주입하는 시술방법으로 한 손으로 하는 방법이다.

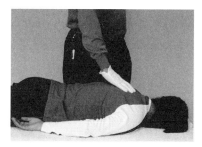
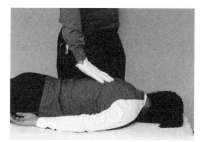

사진 배통 7-1

시진 배통 7-2

배통 7-3, 7-4

이 자세는 7-1, 7-2번의 동작을 두 손을 이용하여 시술하는 방법이다(이 자세에서는 무게 중심이 아래로 눌리는 경우가 있는데 주의해야 한다).

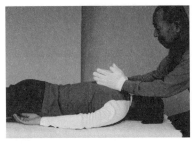

사진 배통 7-3

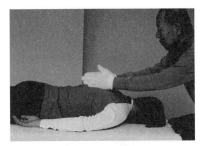

사진 배통 7-4

배통 7-5

이 자세는 어깨의 견비통과 등의 흉추가 동시에 통증이 있거나 불편할 경우에 시술하는 자세로 한쪽의 손바닥을 흉추에 대고 어깨뼈를 잡고 들어올리는 시술방법이다.

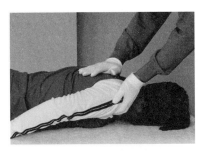

사진 배통 7-5

배통 7-6

이 자세는 가슴과 등이 동시에 통증이 있거나 불편한 경우, 또는 한숨을 잘 쉬는 경우에 시술하는 자세로 평소에 신경을 많이 쓰거나 화를 많이 끓인 사람들이 불편할 때 시술하는 방법이다.

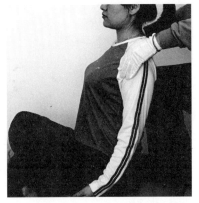

사진 배통 7-6

흉통 8-1

평소에 가슴에 통증이 있거나 한숨을 잘 쉬거나 속이 답답할 경우 가슴에 손을 대고 상하로 움직이면서 기를 주입하는 자세다. 주로 신경을 많이 쓰거나 속을 많이 상하여 화병이 있는 사람에게서 많이 나타난다.

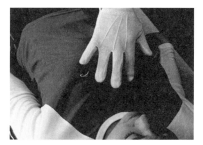

사진 흉통 8-1

흉통 8-2

흉통 8-1과 같은 내용으로 가슴뿐만이 아니고 중부, 운문혈 또는 어깨까지 통증이 있거나 심하면 등·가슴까지도 통증이 있는 경우에 시술하는 자세다.

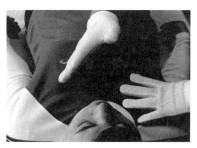

사진 흉통 8-2

흉통 8-3

8-1번의 자세를 양 손을 이용하여 시술하는 자세다. 이 술을 할 때는 술자 몸의 체중이 눌릴 수 있으니 주의를 요하는 바이다. 시술시 등 방향으로 누르면 위험하니 주의하고 발 끝 방향으로 밀어주는 것을 잊으면 안된다.

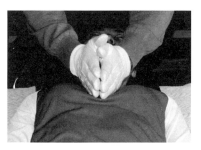

사진 흉통 8-3

유방 9-1

이 자세는 유방근을 풀면서 기를 주입하여 작은 사람은 크게 만들어 주고, 큰 사람은 작게 만들어 아름다운 몸매를 만들어 주는 미용자세다.

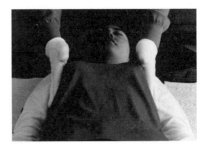

사진 유방 9-1

요통 10-1

이 자세는 반듯하게 누워서 발을 구부린 자세로 만든 다음 한쪽 발을 반대쪽 무릎너머로 넘겨 어느 위치에서 통증이 있는가를 알아보는 자세다.

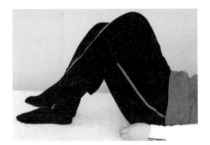

사진 요통 10-1

요통 10-2

이 자세는 10-1번의 연속동작으로 발을 옆으로 넘겨보면서 압통점을 확인하는 자세다. 이 때 주의할 점은 넘어가는 발의 반대쪽 어깨가 따라 넘어가지 않도록 잡아주어야 한다.

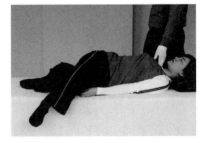

사진 요통 10-2

요통 10-3

10-1, 10-2번의 실험으로 압통점이 늑간이나 허리에 있다면 그 근육을 마사지하여 풀어주면서 기를 주입하는 시술방법이다.

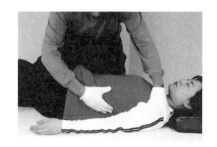

사진 요통 10-3

요통 10-4

이 자세는 10-3번의 연속동작으로 통증을 따라 내려가면서 시술하는 자세다.

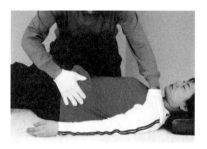

사진 요통 10-4

요통 10-5

이 자세는 요통이 있는 사람을 엎드리게 한 후 한 손은 골반과 요추 끝 부위를 살짝 두른 상태에서 한쪽의 골반뼈 앞부분을 잡아올리면서 허리근육을 풀어주면서 기를 넣는 방법이다.

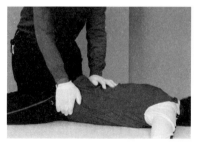

사진 요통 10-5

요통 10-6

이 자세는 10-5의 연속동작으로 요추 하단부터 시작하여 서서히 등쪽 방향으로 올라가면서 골반은 높게 들어올리는 시술방법이다.

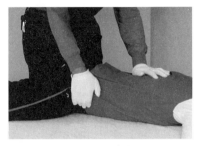

사진 요통 10-6

요통 10-7

이 자세는 등과 골반뼈 부위에 통증이 있을 경우 시술하는 자세로 환자를 반듯하게 눕게 하고 양 무릎을 구부려 잡고 한쪽으로 살짝 넘겨 압통점이 나타

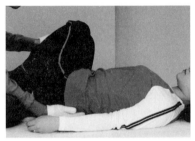

사진 요통 10-7

나면 그 자리에서 압통점에 손을 넣어 근육을 마사지하면서 풀어준 후 기를 주입하는 시술방법이다.

요통 10-8

이 자세는 주로 요통에 통증이 있을 때 환자를 옆면으로 눕게 하고 몸을 뒤트는 방법으로 어깨는 뒤로 잡아당기면서 엉덩이는 앞으로 밀면서 부드럽게

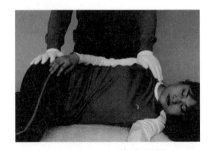

사진 요통 10-8

돌아가는지, 또는 어느 지점쯤 돌아갈 때 어느 위치에서 압통점이 나타나는지를 보아가면서 시술하는 자세다. 이 자세는 허리뿐만 아니라 등에 통증이 있거나 어깨에 통증이 있거나 가슴의 대흉근에 이상이 있을 경우에도 활용할 수 있는 시술방법이다.

요통 10-9

이 자세는 10-8과 같은 시술방법이나 검사방법이 반대이다. 어깨를 등에서 전면으로 잡아당기면서 골반을 뒤로 밀어보는 자세다.

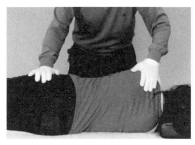

사진 요통 10-9

요통 10-10

이 자세는 10-8의 자세의 반대로 환자를 옆으로 눕게 한 후 어깨는 앞으로 밀어주면서 골반을 뒤로 당겨주면서 압통점을 찾는 시술방법이다. 이 자세

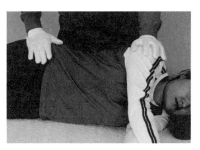

사진 요통 10-10

는 허리뿐만 아니라 등에 통증이 있거나 어깨에 통증이 있거나 가슴의 대흉근에 이상이 있을 경우나 복직근이나 서해부에 통증이 있을 경우에도 활용할 수 있는 시술방법이다.

요통 10-11

이 자세는 10-9의 자세를 취했
을 때 등이나 허리에 압통점이
있다면 압통점이 나타나는 그
자세를 유지하고 압통점에 손
을 대 근육을 마사지하여 풀어
주면서 기를 주입하는 시술방법이다.

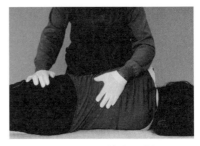

사진 요통 10-11

요통 10-12

이 자세는 10-11의 연속동작으
로 허리에 통증이 있다면 허리
부터 시작하여 등으로 올라가
면서 근육을 풀어주면서 기를
주입할 수 있는 자세다. 또는
등에 이상이 있을 경우에도 직접 활용되고, 등에 담이 결릴 때도
활용될 수 있는 시술방법이다.

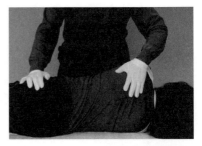

사진 요통 10-12

요통 10-13

이 자세는 환자가 서 있을 때
허리에 통증을 느끼는 경우에
시술하는 자세로 환자가 바르
게 서 있는 상태에서 통증이 있

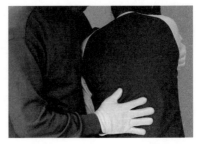

사진 요통 10-13

다면 환자를 바르게 서 있게 하고 몸을 좌우로 틀어보면서 압통점이 나타나면 그 자리에서 압통점의 근육을 마사지하여 풀어주면서 기를 주입하는 자세다. 주의할 점은 환자가 허리에 통증이 있는 경우이기 때문에 잘못하면 환자가 넘어갈 수 있으니 환자를 껴안듯이 하여 환자의 몸이 넘어가지 않도록 지탱해 주는 것이 중요하다.

요통 10-14

이 자세는 요통 10-13번의 연속자세이나 이 경우에는 환자의 몸이 서 있을 경우에는 별로 통증을 모르다가 앞으로 조금만 구부리면 통증이 있는 환자

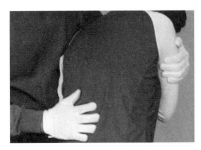

사진 요통 10-14

를 시술하는 자세로 환자로 하여금 몸을 앞으로 조금 구부려 통증이 나타나게 한 후에 그 자리에서 환자의 몸을 좌우나 전후로 돌려보면서 압통점이 있는 근육을 마사지하여 풀어주면서 기를 주입하는 자세다.

요통 10-13, 10-14, 10-15, 10-16

이 자세들을 요통이나 등에 변위가 발생했거나 담이 결릴 때 할용할 수 있는 자세로, 환자를 서 있게 한 후 환자의 몸을 전후좌우로 돌려가면서 압통점이 어느 정도 돌아갈 때 어느 지점에서 나타나는가를 보아 그 자리에서 직접 시술하는 방법이다.

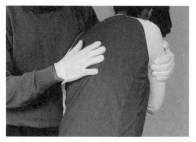

사진 요통 10-15

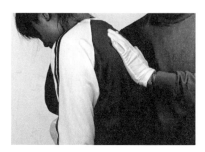

사진 요통 10-16

요통 10-17

이 자세는 환자가 허리에 통증을 느낄 때 환자를 바르게 서 있게 한 후에 허리를 앞뒤로 구부려 가면서 압통점을 찾아 시술하는 자세다.

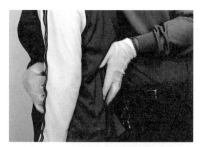

사진 요통 10-17

요통 10-18

이 자세는 요통환자를 반듯하게 눕게 한 후에 허리근육을 마사지하여 풀어주면서 기를 주입하는 시술자세다.

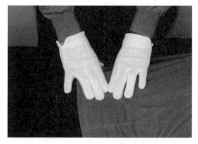

사진 요통 10-18

골반 11-1

요통이 있거나 골반에 변위가 있는 사람을 양 무릎을 세워 들었다 내려놓았다 하면서 압통점이 어느 지점에서 나타나는가를 확인하는 기본자세다.

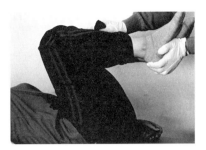

사진 골반 11-1

골반 11-2

이 자세는 요통이나 골반에 통증이 있는 사람을 양 무릎을 세운 후 발을 원형으로 돌려가면서 돌아가는 각도를 재보고, 아울러 돌아갈 때 어느 지점에

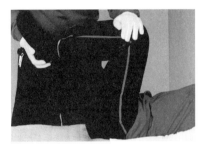

사진 골반 11-2

돌아갈 때 어느 근육에서 통증이 나타나는가를 알아보는 자세다.

골반 11-3

이 자세는 골반 11-3과 11-2의 연속동작으로 회전시키는 자세다.

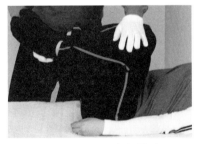

사진 골반 11-3

골반 11-4

이 자세는 기본동작 확인방법
으로 뒤에서 보는 방법 16·17
과 전면에서 보는 방법 19번을
확인하여 발의 넘어가는 각도
가 맞지 않는다거나 통증이 있

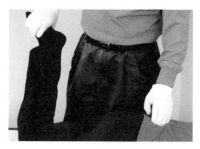

사진 골반 11-4

을 경우 요추 5번과 장골 사이, 또는 골반 사이의 근육을 잡고 발
을 흔들어 주면서 근육을 풀어주고 기를 주입하는 시술방법이다.

골반 11-5

이 자세는 골반 11-1번으로 압
통점을 확인한 후 골반과 척추
와의 사이 근육에 통증이 있을
경우 양 발을 든 상태에서 압
통점에 손을 넣어 근육을 풀어

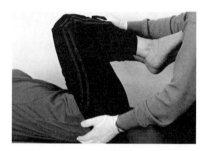

사진 골반 11-5

주면서 기를 주입하는 시술방법이다.

골반 11-6

이 자세는 요통이나 고관절이
나 서해부에 통증이 있는 환자
를 양 무릎을 들어 대퇴부 쪽에
한 손을 넣고 한 손으로 고관절

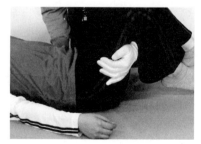

사진 골반 11-6

또는 서해부 주위의 근육에 손을 댄 후 발을 들어올리면서 기를 주입하는 시술자세다.

골반 11-7

이 자세는 골반 11-6의 연속동작으로 발을 들어올린 자세다.

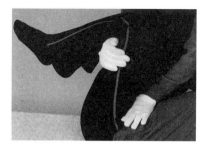

사진 골반 11-7

서해부 12-1

이 자세는 기본자세 19·20번을 확인한 후에 양 발의 수평이 차이가 있다거나 서해부에 통증이 있을 경우 한쪽의 발을 반대쪽 무릎 위로 올려놓고 서해

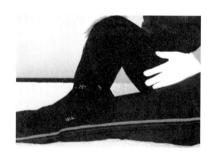

사진 서해부 12-1

부의 근육을 마사지하여 풀어주면서 기를 주입하는 시술자세다.

고관절 13-1

이 자세는 고관절이나 서해부에 변위가 있는 사람을 한 발을 들어 내외로 돌려보면서 어느 정도 넓게 넘어가는지, 어느 지점으로 돌아갈 때 어느 근육에서 통증이 나타나는가를 확인하는 자세다.

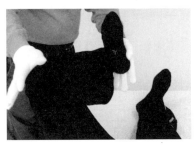

사진 고관절 13-1

고관절 13-2

이 자세는 고관절이 굳어 있어 회전이 어렵거나 서해부에 변위가 있어 사람이 앞으로 넘어가는 경우에 무릎을 들어올리면서 고관절 주위의 근육을 마사지하여 풀어주면서 기를 주입하는 시술자세다.

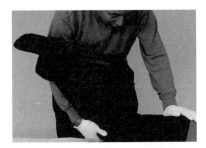

사진 고관절 13-2

고관절 13-3

이 자세는 고관절이 굳어 있어 회전이 잘 안되거나 회전 각도가 좁은 사람들을 발을 회전시키면서 고관절 주위의 근육을 마사지하여 풀어주고 아울러

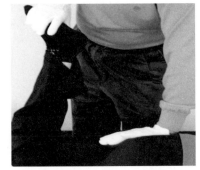

사진 고관절 13-3

기를 주입하는 시술자세다. 또한 서해부가 굳어 있어 장단족이 되어 있는 사람에게도 아주 좋은 효험을 볼 수 있는 시술방법이다.

장단족 14-1

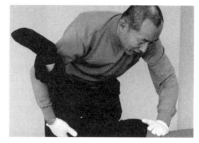

이 자세는 장단족을 교정하는 자세인데 이 시술방법을 시행하기에 앞서 먼저 사진 기본동작 18번을 시행하여 장단족을 확인한 후 시술해야 한다. 시술

사진 장단족 14-1

방법은 단족의 발을 무릎을 구부린 다음 무릎을 살짝 들어올리면서 골반뼈의 상단부를 외부로 살짝 당기면서 아래로 눌러주는 자세다. 이때 배 밑 서해부에 둥근 어떤 물체를 살짝 괴고 하면 훨씬 부드럽게 돌아가는 것을 알 수 있다.

장단족 14-2

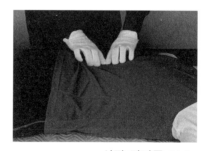

이 자세는 장단족을 시술하는 방법으로 허리의 광배근이나 등의 최장근이나 요방형근에 변위가 있어 장단족이 발생한 증을 시술하는 자세로 등에서

사진 장단족 14-2

굳어 있는 근육을 마사지하면서 풀어준 후 기를 주입하는 시술방법이다.

장단족 14-3

이 자세는 장단족의 발생원인
이 배의 복직근이나 장요근에
서 발생한 경우에 시술하는 자
세다. 시술방법은 환자를 반듯
하게 눕게 한 후에 복직근이나

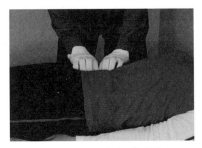

사진 장단족 14-3

장요근을 마사지하면서 기를 주입하는 시술방법이다.

장단족 14-4

단족을 장족으로 변화시키는
자세로 환자를 옆면으로 눕게
한 후 발을 뒤로 돌려놓고 골반
뼈에 손을 대는데 등쪽 골반뼈
상단부는 배쪽 전면부로 밀면

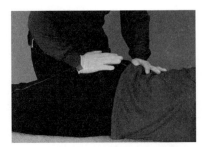

사진 장단족 14-4

서 전면부 골반 하단부를 등 뒤쪽으로 밀어주는 시술방법이다.

장단족 14-5

이 자세는 장족을 단족으로 복
귀시키는 자세로 환자를 옆으
로 눕게 한 후에 발을 구부린
자세에서 골반의 상단부는 등
쪽 밖으로 밀어주면서 하단부

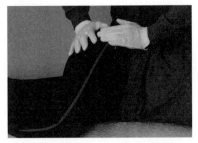

사진 장단족 14-5

는 배쪽 전면으로 밀어 돌려주는 시술방법이다.

장단족 14-6

이 자세는 장단족으로 서해부
근육에 변위가 있어 장단족이
발생한 증을 시술하는 자세로
환자로 하여금 발이 나갈 수 있
는 데까지 밀어놓은 상태에서

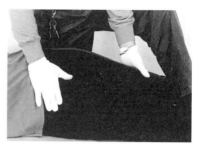

사진 장단족 14-6

환자의 어깨뼈(견갑골)를 잡고 서해부와 하복부의 굳어 있는 근육
을 마사지하여 풀어주면서 기를 주입하는 시술방법이다.

장단족 14-7

이 자세는 장단족의 원인이 장
요근에 있어 발생한 경우 시술
하는 자세로 환자를 옆으로 눕
게 한 후에 먼저 복부 15-3번의
자세로 복부를 마사지하여 풀

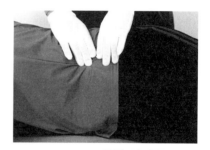

사진 장단족 14-7

어준 후 골반뼈 상단부 내측에 손을 대 장요근을 풀어주는 시술자
세다. 주의할 점은 배가 많이 나온 사람은 손으로 잡기 어려운 경
우가 있다.

복부 15-1

이 자세는 배에 통증이 있거나 복직근이나 복강근의 근육이 굳어 있는 경우에 환자를 반듯하게 눕게 한 후에 배의 근육을 마사지하여 풀어주면서 배에 기를 주입하는 시술자세다.

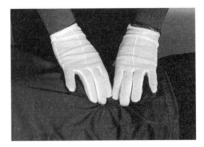

사진 복부 15-1

복부 15-2

이 자세는 복부 15-1의 자세와 같은 의미의 동작이나 15-1은 손가락을 이용하여 풀어주는 자세라면 15-2의 자세는 손바닥을 이용하여 배를 마사지하여 풀어주는 시술자세다.

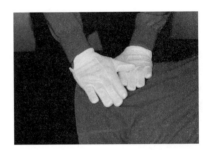

사진 복부 15-2

복부 15-3

복부의 근육이나 장에 이상이 있을 때 시술하는 자세로 환자를 옆으로 눕게 한 후 배의 근육과 장에 손을 대 크게 마사지하면서 풀어주는 시술자세다.

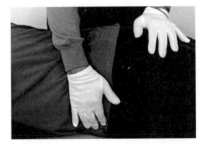

사진 복부 15-3

늑간통 16-1

이 자세는 옆구리에 통증이 있
거나 담이 결렸을 경우 시술하
는 자세로 환자의 팔을 들어 반
대쪽 어깨너머로 넘겨두고 담
이 결린 자리나 옆구리의 통증

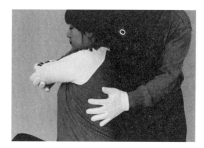

사진 늑간통 16-1

이 있는 자리에 손을 대 근육을 마사지하여 풀어주면서 기를 주입
하는 시술방법이다.

미골 17-1

이 자세는 엉덩이뼈가 안으로
숙여들어간 증세를 외부에서
밖으로 끌어내는 자세로 환자
를 반듯하게 엎드리게 한 후에
미골 상단부에 한 손을 대고,

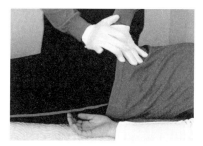

사진 미골 17-1

다른 한 손으로 감싼 후에 순간의 힘을 이용하여 올리는 시술방법
이다.

테니스 엘브 18-1, 골프 엘브 19-1

이 자세는 팔을 구부리거나 펴거나 내외로 돌려가면서 어떤 자세에서 통증이 나타나는가를 보아가면서 통증이 나타나면 그 자리에서 통증이 있는 근육과 인대를 마사지하여 풀어주면서 기를 주입하는 시술자세다.

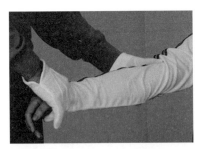

사진 테니스엘브 18-1

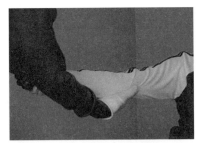

사진 골프엘브 19-1

주관절 20-1

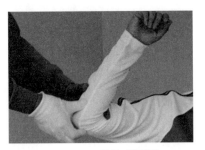

팔꿈치 관절에 통증이 있을 때 팔꿈치를 구부렸다 폈다 하면서 그 자리에서 압통처의 근육과 인대를 풀어주면서 기를 넣하는 시술자세다.

사진 주관절 20-1

주관절 20-2

이 자세는 20-1과 같으나 팔꿈치의 근육이나 인대가 건성이 되어 뼈가 유착된 경우 오므린 팔 사이 손가락이나 부목대 등을 넣고 팔을 구부린 상태에서 팔꿈치 뒤쪽의 근육을 당겨주면서 근육과 인대를 마사지하여 풀어주는 시술방법이다. 즉 1mm통치법이다.

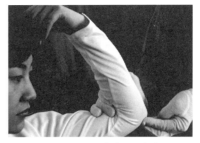

사진 주관절 20-2

주먹힘 21-1

이 자세는 주먹힘이 없고, 아귀힘이 없거나 드는 물건을 잘 놓치는 사람들에게 손등의 근육을 풀어주면서 기를 주입하는 시술방법이다.

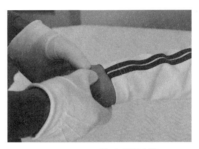

사진 주먹힘 21-1

손목관절 22-2

이 자세는 손목에 통증이 있거나 손목이 신 사람들을 다스리는 시술방법으로 손목을 앞뒤로 회전시켜 가면서 어느 위치에서 어떤 근육에 변위가 있는

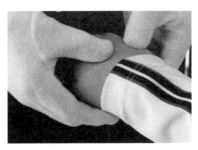

사진 손목 관절 22-2

가를 보아 통증이 있는 근육을 시술하는 방법이다.

팔 신경 23-1

이 자세는 중풍이나 어떤 원인으로 팔의 신경이 마비되거나 둔한 경우 신경을 회복시키는 시술자세이다.

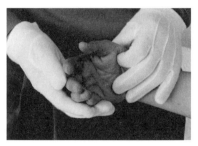

사진 팔 신경 23-1

발목관절 24-1, 24-2

이 자세는 발목을 잘 삐거나 발목에 통증이 있는 경우에 발목을 내외나 전후로 회전시켜 가면서 압통점을 찾아 압통점이 있는 근육을 마사지하여 풀어주면서 기를 주입하는 시술방법이다.

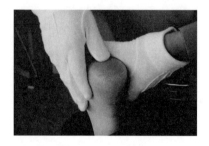

사진 발목관절 24-1

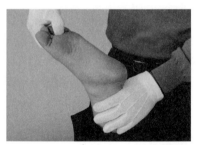

사진 발목관절 24-2

무릎관절 25-1

이 자세는 무릎에 통증이 있거나 무릎이 시큰거리거나 불편한 경우 무릎을 폈다 구부렸다 하면서 압통점을 찾아 무릎 주위에 압통점이 있는 근육을 마사지하여 풀어주면서 기를 주입하는 시술방법이다.

무릎관절 25-2

 무릎 통증을 시술하는 방법으로 무릎 인대가 굳었거나 근육이나 인대가 건조되어 붙었을 때 오금 밑에 손목이나 부목대를 넣고 무릎 주위의 근육을 마사지로 풀어주면서 기를 넣는 시술방법이다.

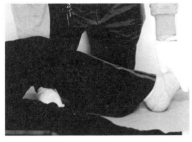
사진 무릎관절 25-1

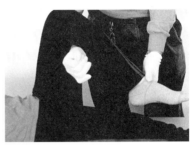
무릎관절 25-2

무릎관절 25-3

 25-3, 25-4의 변형으로 반듯하게 눕히고 무릎 내측이나 외측에 손을 대 약간 들어올리면서 근육을 풀어주면서 기를 넣는 시술자세다.

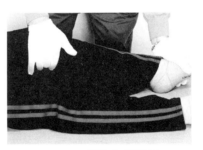
사진 무릎관절 25-3

무릎관절 25-4

 환자를 엎드려 눕게 한 다음 무릎관절에 손을 대고 무릎을 오그리면서 발목을 내외로 약간씩 돌려주는 시술방법이다.

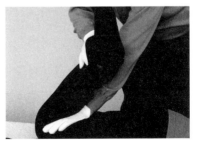
사진 무릎관절 25-4

근육통 26-1, 26-2

이 자세는 몸이 불편한 부위의 근육을 좌나 우나 내외나 회전 등을 통하여 돌려보면서 압통점의 위치와 압통점의 근육을 알아낸 다음 압통점이 나타나면 그 자세에서 압통점이 있는 근육을 마사지하여 풀어주면서 기를 주입하는 시술방법으로 종아리와 대퇴부를 예로 찍은 사진이다.

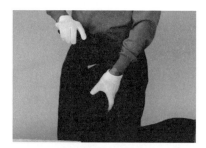
사진 근육통 26-1

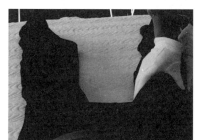
사진 근육통 26-2

수전증 27-1

이 자세는 수전증이 있는 사람을 시술하는 방법으로 환자를 반듯하게 눕게 한 후에 팔꿈치 밑에 손을 괴거나 수건이나 부목 등을 괴고 팔 끝을 아주 가

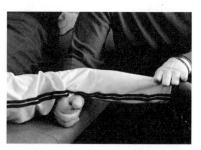
사진 수전증 27-1

볍게 눌러준다. 또한 팔꿈치를 고인 상태에서 어깨의 대흉근(해부도 13번)을 마사지하면서 기를 주입하는 시술방법이다.

하지신경 28-1

이 자세는 하지를 못쓰거나 불편한 경우 신경을 회복시키는 시술방법으로 발가락과 발바닥 사이의 근육을 압박하여 통증이 나타나게 하는 방법이다.

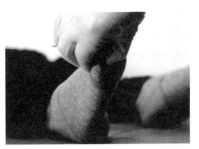

사진 하지신경 28-1

상체 29-1

이 자세는 환자를 반듯하게 서 있게 한 후에 양 손을 목 뒤로 돌려 깍지를 끼게 한 다음 술자의 손으로 환자의 팔을 감싸쥔 후에 상체를 들어올리는 시술

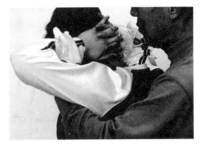

사진 상체 29-1

방법이다. 이 자세는 어깨 통증이나 등이나 허리의 통증이나 몸이 무겁고 피로할 때 풀어주는 시술방법이다.

이 자세는 생리통이나 요통이나 서해부에 통증이 있을 경우 시술하는 자세로 우리 침에서 말하는 혈해혈 위치다.

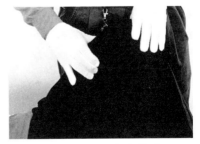

사진 혈해 30-1

■ 참고문헌

곽광문, (1986) 『인체해부 채색도』(중국 : 인민위생출판부)

신문균, (1995) 『인체해부학 』(서울 : 현문사)

원심수기 통증예방 관리비법 수강을 원하시는 분은 항상 모집합
니다. 원심통증 예방비법을 배워 내 가정, 내 가족의 건강을 지키는
것은 물론이고, 주위에서 질병으로 고통받고 있는 분들을 위하여
봉사하고자 하는 분들을 환영합니다.

삼한출판사의
신비한 동양철학 시리즈

적천수 정설
유백온 선생의 적천수 원본을 정석으로 해설
원래 유백온 선생이 저술한 적천수의 원문은 그렇게 많지가 않으나, 후학들이 각각 자신의 주장으로 해설하여 많아졌다. 이 책은 적천수 원문을 보고 30년 역학의 경험을 총동원하여 해설했다. 물론 백퍼센트 정확하다고 주장할 수는 없다. 다만 한국과 일본을 오가면서 실제 의 경험담을 함께 실었다. 공부하는 사람들에게는 많은 도움이 될 것이라 믿는다.
신비한 동양철학 82 │ 역산 김찬동 편역 │ 692면 │ 34,000원 │ 신국판

궁통보감 정설
궁통보감 원문을 쉽고 자세하게 해설
『궁통보감(窮通寶鑑)』은 5대원서 중에서 가장 이론적이며 사리에 맞는 책이며, 조후(調候)를 중심으로 설명하며 간명한 것이 특징이다. 역학을 공부하는 학도들에게 도움을 주려고 먼저 원문에 음독을 단 다음 해설하였다. 그리고 예문은 서낙오(徐樂吾) 선생이 해설한 것을 그대로 번역하였고, 저자가 상담한 사람들의 사주와 점서에 있는 사주들을 실었다.
신비한 동양철학 83 │ 역산 김찬동 편역 │ 768면 │ 39,000원 │ 신국판

연해자평 정설(1 · 2권)
연해자평의 완결판
연해자평의 저자 서자평은 중국 송대의 대음양 학자로 명리학의 비조일 뿐만 아니라 천문점성에도 밝았다. 이전에는 년(年)을 기준으로 추명했는데 적중률이 낮아 서자평이 일간(日干)을 기준으로 하고, 일지(日支)를 배우자로 보는 이론을 발표하면서 명리학은 크게 발전해 오늘에 이르렀다. 때문에 연해자평은 5대 원서 중에서도 필독하지 않으면 안 되는 책이다.
신비한 동양철학 101 │ 김찬동 편역 │ 1권 559면, 2권 309면 │ 1권 33,000원, 2권 20,000원 │ 신국판

명리입문
명리학의 정통교본
이 책은 옛부터 있었던 글들이나 너무 여기 저기 산만하게 흩어져 있어 공부하는 사람들에게는 많은 시간과 인내를 필요로 하였다. 그래서 한 군데 묶어 좀더 보기 쉽고 알기 쉽도록 엮은 것이다.
신비한 동양철학 41 │ 동하 정지호 저 │ 678면 │ 29,000원 │ 신국판 양장

조화원약 평주
명리학의 정통교본
자평진전, 난강망, 명리정종, 적천수 등과 함께 명리학의 교본에 해당하는 것으로 중국 청나라 때 나온 난강망이라는 책을 서낙오 선생께서 자세하게 설명을 붙인 것이다. 기존의 많은 책들이 오직 격국과 용신을 중심으로 감정하는 것과는 달리 십간십이지와 음양오행을 각각 자연의 이치와 춘하추동의 사계절의 흐름에 대입하여 인간의 길흉화복을 알 수 있게 했다.
신비한 동양철학 35 │ 동하 정지호 편역 │ 888면 │ 39,000원 │ 신국판

사주대성
초보에서 완성까지
이 책은 과거 현재 미래를 모두 알 수 있는 비결을 실었다. 그러나 모두 터득한다는 것은 어려울 것이다. 역학은 수천 년간 동방의 석학들에 의해 갈고 닦은 철학이요 학문이며, 정신문화로서 영과학적인 상수문화로서 자랑할만한 위대한 학문이다.
신비한 동양철학 33 │ 도관 박흥식 저 │ 986면 │ 46,000원 │ 신국판 양장

쉽게 푼 역학(개정판)
쉽게 배워서 적용할 수 있는 생활역학서!
이 책에서는 좀더 많은 사람들이 역학의 근본인 우주의 오묘한 진리와 법칙을 깨달아 보다 나은 삶을 영위하는데 도움이 될 수 있도록 가장 쉬운 언어와 가장 쉬운 방법으로 풀이했다. 역학계의 대가 김봉준 선생의 역작이다.
신비한 동양철학 71 │ 백우 김봉준 저 │ 568면 │ 30,000원 │ 신국판

사주명리학 핵심
맥을 잡아야 모든 것이 보인다
이 책은 잡다한 설명을 배제하고 명리학자에게 도움이 될 비법들만을 모아 엮었기 때문에 초심자가 이해하기에는 다소 어려운 부분도 있겠지만 기초를 튼튼히 한 다음 정독한다면 충분히 이해할 것이다. 신살만 늘어놓으며 감정하는 사이비가 되지말기를 바란다.
신비한 동양철학 19 | 도관 박흥식 저 | 502면 | 20,000원 | 신국판

물상활용비법
물상을 활용하여 오행의 흐름을 파악한다
이 책은 물상을 통하여 오행의 흐름을 파악하고 운명을 감정하는 방법을 연구한 책이다. 추명학의 해법을 연구하고 운명을 추리하여 오행에서 분류되는 물질의 운명 줄거리를 물상의 기물로 나들이 하는 활용법을 주제로 했다. 팔자풀이 및 운명해설에 관한 명리감정법의 체계를 세우는데 목적을 두고 초점을 맞추었다.
신비한 동양철학 31 | 해주 이학성 저 | 446면 | 26,000원 | 신국판

신수대전
흉함을 피하고 길함을 부르는 방법
신수는 대부분 주역과 사주추명학에 근거한다. 수많은 학설 중 몇 가지를 보면 사주명리, 자미두수, 관상, 점성학, 구성학, 육효, 토정비결, 매화역수, 대정수, 초씨역림, 황극책수, 하락리수, 범위수, 월영도, 현무발서, 철판신수, 육임신과, 기문둔갑, 태을신수 등이다. 역학에 정통한 고사가 아니면 추단하기 어려우므로 누구나 신수를 볼 수 있도록 몇 가지를 정리했다.
신비한 동양철학 62 | 도관 박흥식 편저 | 528면 | 36,000원 | 신국판 양장

정법사주
운명판단의 첩경을 이루는 책
이 책은 사주추명학을 연구하고자 하는 분들에게 심오한 주역의 이해를 돕고자 하는 의도에서 시작되었다. 음양오행의 상생상극에서부터 육친법과 신살법을 기초로 하여 격국과 용신 그리고 유년판단법을 활용하여 운명판단에 첩경이 될 수 있도록 했고 추리응용과 운명감정의 실례를 하나하나 들어가면서 독학과 강의용 겸용으로 엮었다.
신비한 동양철학 49 | 원각 김구현 저 | 424면 | 26,000원 | 신국판 양장

내가 보고 내가 바꾸는 DIY사주
내가 보고 내가 바꾸는 사주비결
기존의 책들과는 달리 한 사람의 사주를 체계적으로 도표화시켜 한 눈에 파악할 수 있고, DIY라는 책 제목에서 말하듯이 개운하는 방법을 제시한다. 초심자는 물론 전문가도 자신의 이론을 새롭게 재조명해 볼 수 있는 케이스 스터디 북이다.
신비한 동양철학 39 | 석오 전광 저 | 338면 | 16,000원 | 신국판

인터뷰 사주학
쉽고 재미있는 인터뷰 사주학
얼마전만 해도 사주학을 취급하면 미신을 다루는 부류로 취급되었다. 그러나 지금은 하루가 다르게 이 학문을 공부하는 사람들이 폭증하고 있는 것으로 보인다. 젊은 층에서 사주카페니 사주방이니 사주동아리 하는 것들이 만들어지고 그 모임이 활발하게 움직이고 있다는 점이 그것을 증명해준다. 그뿐 아니라 대학원에는 역학교수들이 점차로 증가하고 있다.
신비한 동양철학 70 | 글갈 정대엽 편저 | 426면 | 16,000원 | 신국판

사주특강
자평진전과 적천수의 재해석
이 책은 『자평진전』과 『적천수』를 근간으로 명리학의 폭넓은 가치를 인식하고, 실전에서 유용한 기반을 다지는데 중점을 두고 썼다. 일찍이 『자평진전』을 교과서로 삼고, 『적천수』로 보완하라는 서낙오의 말에 깊이 공감한다.
신비한 동양철학 68 | 청월 박상의 편저 | 440면 | 25,000원 | 신국판

참역학은 이렇게 쉬운 것이다
음양오행의 이론으로 이루어진 참역학서
수학공식이 아무리 어렵다고 해도 1, 2, 3, 4, 5, 6, 7, 8, 9, 0의 10개의 숫자로 이루어졌듯이 사주도 음양과 오행으로 이루어졌을 뿐이다. 그러니 용신과 격국이라는 무거운 짐을 벗어버리고 음양오행의 법칙과 진리만 정확하게 파악하면 된다. 사주는 음양오행의 변화일 뿐이고 용신과 격국은 사주를 감정하는 한 가지 방법에 지나지 않는다.
신비한 동양철학 24 | 청암 박재현 저 | 328면 | 16,000원 | 신국판

사주에 모든 길이 있다
사주를 알면 운명이 보인다!

사주를 간명하는데 조금이라도 도움이 됐으면 하는 바람에서 이 책을 썼다. 간명의 근간인 오행의 왕쇠강약을 세분하고, 대운과 세운, 세운과 월운의 연관성과, 십신과 여러 살이 미치는 암시와, 십이운성으로 세운을 판단하는 법을 설명했다.
신비한 동양철학 65 │ 정담 선사 편저 │ 294면 │ 26,000원 │ 신국판 양장

왕초보 내 사주
초보 입문용 역학서

이 책은 역학을 너무 어렵게 생각하는 초보자들에게 조금이나마 도움을 주고자 쉽게 엮으려고 노력했다. 이 책을 숙지한 후 역학(易學)의 5대 원서인 『적천수(滴天髓)』, 『궁통보감(窮通寶鑑)』, 『명리정종(命理正宗)』, 『연해자평(淵海子平)』, 『삼명통회(三命通會)』에 접근한다면 훨씬 쉽게 터득할 수 있을 것이다. 이 책들은 저자가 이미 편역하여 삼한출판사에서 출간한 것도 있고, 앞으로 모두 갖출 것이니 많이 활용하기 바란다.
신비한 동양철학 84 │ 역산 김찬동 편저 │ 278면 │ 19,000원 │ 신국판

명리학연구
체계적인 명확한 이론

이 책은 명리학 연구에 핵심적인 내용만을 모아 하나의 독립된 장을 만들었다. 명리학은 분야가 넓어 공부를 하다보면 주변에 머무르는 경우가 많아, 주요 내용을 잃고 헤매는 경우가 많다. 그러므로 뼈대를 잡는 것이 중요한데, 여기서는 「17장. 명리대요」에 핵심 내용만을 모아 학문의 체계를 잡는데 용이하게 하였다.
신비한 동양철학 59 │ 권중주 저 │ 562면 │ 29,000원 │ 신국판 양장

말하는 역학
신수를 묻는 사람 앞에서 술술 말문이 열린다

그토록 어렵다는 사주통변술을 쉽고 흥미롭게 고담과 덕담을 곁들여 사실적으로 생동감 있게 통변했다. 길흉을 어떻게 표현하느냐에 따라 상담자의 정곡을 찔러 핵심을 끌어내어 정답을 내리는 것이 통변술이다.역학계의 대가 김봉준 선생의 역작.
신비한 동양철학 11 │ 백우 김봉준 저 │ 576면 │ 26,000원 │ 신국판 양장

통변술해법
가닥가닥 풀어내는 역학의 비법

이 책은 역학과 상대에 대해 머리로는 다 알면서도 밖으로 표출되지 않아 어려움을 겪는 사람들을 위한 실습서다. 특히 실명감정과 이론강의로 나누어 역학의 진리를 설명하여 초보자도 쉽게 이해할 수 있다. 역학계의 대가 김봉준 선생의 역서인 「알기쉬운 해설 · 말하는 역학」이 나온 후 후편을 써달라는 열화같은 요구에 못이겨 내놓은 바로 그 책이다.
신비한 동양철학 21 │ 백우 김봉준 저 │ 392면 │ 26,000원 │ 신국판 양장

술술 읽다보면 통달하는 사주학
술술 읽다보면 나도 어느새 도사

당신은 당신 마음대로 모든 일이 이루어지던가. 지금까지 누구의 명령을 받지 않고 내 맘대로 살아왔다고, 운명 따위는 믿지 않는다고, 운명에 매달리지 않는다고 말하는 사람들이 많다. 그러나 우주법칙을 모르기 때문에 하는 소리다.
신비한 동양철학 28 │ 조철현 저 │ 368면 │ 16,000원 │ 신국판

사주학
5대 원서의 핵심과 실용

이 책은 사주학을 체계적으로 공부하려는 학도들을 위해서 꼭 알아두어야 할 내용들과 용어들을 수록하는데 중점을 두었다. 이 학문을 공부하려고 많은 사람들이 필자를 찾아왔을 깨 여러 가지 질문을 던져보면 거의 기초지식이 시원치 않음을 보았다. 따라서 용어를 포함한 제반지식을 골고루 습득해야 빠른 시일 내에 소기의 목적을 달성할 수 있을 것이다.
신비한 동양철학 66 │ 글갈 정대엽 저 │ 778면 │ 46,000원 │ 신국판 양장

명인재
신기한 사주판단 비법

이 책은 오행보다는 주로 살을 이용하는 비법을 담았다. 시중에 나온 책들을 보면 살에 대해 설명은 많이 하면서도 실제 응용에서는 무시하고 있다. 이것은 살을 알면서도 응용할 줄 모르기 때문이다. 그러나 이 책에서는 살의 활용방법을 완전히 터득해, 어떤 살과 어떤 살이 합하면 어떻게 작용하는지를 자세하게 설명하였다.
신비한 동양철학 43 │ 원공선사 저 │ 332면 │ 19,000원 │ 신국판 양장

명리학 | 재미있는 우리사주
사주 세우는 방법부터 용어해설 까지!!
몇 년 전 『사주에 모든 길이 있다』가 나온 후 선배 제현들께서 알찬 내용의 책다운 책을 접했다는 찬사를 받았다. 그러나 사주의 작성법을 설명하지 않아 독자들에게 많은 질타를 받고 뒤늦게 이 책 을 출판하기로 결심했다. 이 책은 한글만 알면 누구나 역학과 가까워질 수 있도록 사주 세우는 방법부터 실제간명, 용어해설에 이르기까지 분야별로 엮었다.
신비한 동양철학 74 | 정담 선사 편저 | 368면 | 19,000원 | 신국판

사주비기
역학으로 보는 역대 대통령들이 나오는 이치 !!
이 책에서는 고서의 이론을 근간으로 하여 근대의 사주들을 임상하여, 적중도에 의구심이 가는 이론들은 과감하게 탈피하고 통용될 수 있는 이론만을 수용했다. 따라서 기존 역학서의 아쉬운 부분들을 충족시키며 일반인도 열정만 있으면 누구나 자신의 운명을 감정하고 피흥취길할 수 있는 생활지침서로 활용할 수 있을 것이다.
신비한 동양철학 79 | 청월 박상의 편저 | 456면 | 19,000원 | 신국판

사주학의 활용법
가장 실질적인 역학서
우리가 생소한 지방을 여행할 때 제대로 된 지도가 있다면 편리하고 큰 도움이 되듯이 역학이란 이와같은 인생의 길잡이다. 예측불허의 인생을 살아가는데 올바른 안내자나 그 무엇이 있다면 그 이상 마음 든든하고 큰 재산은 없을 것이다.
신비한 동양철학 17 | 학선 류래웅 저 | 358면 | 15,000원 | 신국판

명리실무
명리학의 총 정리서
명리학(命理學)은 오랜 세월 많은 철인(哲人)들에 의하여 전승 발전되어 왔고, 지금도 수많은 사람이 임상과 연구에 임하고 있으며, 몇몇 대학에 학과도 개설되어 체계적인 교육을 하고 있다. 그러나 아직도 실무에서 활용할 수 있는 책이 부족한 상황이기 때문에 나름대로 현장에서 필요한 이론들을 정리해 보았다. 초학자는 물론 역학계에 종사하는 사람들에게 큰 도움이 될 것이라고 믿는다.
신비한 동양철학 94 | 박흥식 편저 | 920면 | 39,000원 | 신국판

사주 속으로
역학서의 고전들로 입증하며 쉽고 자세하게 푼 책
십 년 동안 역학계에 종사하면서 나름대로는 실전과 이론에서 최선을 다했다고 자부한다. 역학원의 비좁은 공간에서도 항상 후학을 생각하는 마음으로 역학에 대한 배움의 장을 마련하고자 노력한 것도 사실이다. 이 책을 역학으로 이름을 알리고 역학으로 생활하면서 조금이나마 역학계에 이바지할 것이 없을까라는 고민의 산물이라 생각해주기 바란다.
신비한 동양철학 95 | 김상회 편저 | 429면 | 15,000원 | 신국판

사주학의 방정식
알기 쉽게 풀어놓은 가장 실질적인 역서
이 책은 종전의 어려웠던 사주풀이의 응용과 한문을 쉬운 방법으로 터득하는데 목적을 두었고, 역학이 무엇인가를 알리고자 하는데 있다. 세인들은 역학자를 남의 운명이나 풀이하는 점쟁이로 알지만 잘못된 생각이다. 역학은 우주의 근본이며 기의 학문이기 때문에 역학을 이해하지 못하고서는 우리 인생살이 또한 정확하게 해석할 수 없는 고차원의 학문이다.
신비한 동양철학 18 | 김용오 저 | 192면 | 8,000원 | 신국판

오행상극설과 진화론
인간과 인생을 떠난 천리란 있을 수 없다
과학이 현대를 설정하여 설명하고 있으나 원리는 동양철학에도 있기에 그 양면을 밝히고자 노력했다. 우주에서 일어나는 모든 일을 과학으로 설명될 수 없다. 비과학적이라고 하기보다는 과학이 따라오지 못한다고 설명하는 것이 더 솔직하고 옳은 표현일 것이다. 특히 과학분야에 종사하는 신의사가 저술했다는데 더 큰 화제가 되고 있다.
신비한 동양철학 5 | 김태진 저 | 222면 | 15,000원 | 신국판

스스로 공부하게 하는 방법과 천부적 적성
내 아이를 성공시키고 싶은 부모들에게
자녀를 성공시키고 싶은 마음은 누구나 같겠지만 가난한 집 아이가 좋은 성적을 내기는 매우 어렵고, 원하는 학교에 들어가기도 어렵다. 그러나 실망하기에는 아직 이르다. 내 아이가 훌륭하게 성장해 아름답고 멋진 삶을 살아가는 방법을 소개한다.
신비한 동양철학 85 | 청암 박재현 지음 | 176면 | 14,000원 | 신국판

진짜부적 가짜부적
부적의 실체와 정확한 제작방법
인쇄부적에서 가짜부적에 이르기까지 많게는 몇백만원에 팔리고 있다는 보도를 종종 듣는다. 그러나 부적은 정확한 제작방법에 따라 자신의 용도에 맞게 스스로 만들어 사용하면 훨씬 더 좋은 효과를 얻을 수 있다. 이 책은 중국에서 정통부적을 연구한 국내유일의 동양오술학자가 밝힌 부적의 실체와 정확한 제작방법을 소개하고 있다.
신비한 동양철학 7 │ 오상익 저 │ 322면 │ 15,000원 │ 신국판

수명비결
주민등록번호 13자로 숙명의 정체를 밝힌다
우리는 지금 무수히 많은 숫자의 거미줄에 매달려 허우적거리며 살아가고 있다. 1분 · 1초가 생사를 가름하고, 1등 · 2등이 인생을 좌우하며, 1급 · 2급이 신분을 구분하는 세상이다. 이 책은 수명리학으로 13자의 주민등록번호로 명예, 재산, 건강, 수명, 애정, 자녀운 등을 미리 읽어본다.
신비한 동양철학 14 │ 장충한 저 │ 308면 │ 15,000원 │ 신국판

진짜궁합 가짜궁합
남녀궁합의 새로운 충격
중국에서 연구한 국내유일의 동양오술학자가 우리나라 역술가들의 궁합법이 잘못되었다는 것을 학술적으로 분석 · 비평하고, 전적과 사례연구를 통하여 궁합의 실체와 타당성을 분석했다. 합리적인 「자미두수궁합법」과 「남녀궁합」 및 출생시간을 몰라 궁합을 못보는 사람들을 위하여 「지문으로 보는 궁합법」 등을 공개하고 있다.
신비한 동양철학 8 │ 오상익 저 │ 414면 │ 15,000원 │ 신국판

주역육효 해설방법(상 · 하)
한 번만 읽으면 주역을 활용할 수 있는 책
이 책은 주역을 해설한 것으로, 될 수 있는 한 여러 가지 사설을 덧붙이지 않고, 주역을 공부하고 활용하는데 필요한 요건만을 기록했다. 따라서 주역의 근원이나 하도낙서, 음양오행에 대해서도 많은 설명을 자제했다. 다만 누구나 이 책을 한 번 읽어서 주역을 이해하고 활용할 수 있도록 하는데 중점을 두었다.
신비한 동양철학 38 │ 원공선사 저 │ 상 810면 · 하 798면 │ 각 29,000원 │ 신국판

쉽게 푼 주역
귀신도 탄복한다는 주역을 쉽고 재미있게 풀어놓은 책
주역이라는 말 한마디면 귀신도 기겁을 하고 놀라 자빠진다는데, 운수와 일진이 문제가 될까. 8×8=64괘라는 주역을 한 괘에 23개씩의 회답으로 해설하여 1472괘의 신비한 해답을 수록했다. 당신이 당면한 문제라면 무엇이든 해결할 수 있는 열쇠가 이 한 권의 책 속에 있다.
신비한 동양철학 10 │ 정도명 저 │ 284면 │ 16,000원 │ 신국판 양장

주역 기본원리
주역의 기본원리를 통달할 수 있는 책
이 책에서는 기본괘와 변화와 기본괘가 어떤 괘로 변했을 경우 일어날 수 있는 내용들을 설명하여 주역의 변화에 대한 이해를 돕는데 주력하였다. 그러나 그런 내용을 구분할 수 있는 방법을 전부 다 설명할 수는 없기에 뒷장에 간단하게설명하였고, 다른 책들과 설명의 차이점도 기록하였으니 참작하여 본다면 조금이나마 도움이 될 것이다.
신비한 동양철학 67 │ 원공선사 편저 │ 800면 │ 39,000원 │ 신국판

완성 주역비결 │ 주역 토정비결
반쪽으로 전해오는 토정비결을 완전하게 해설
지금 시중에 나와 있는 토정비결에 대한 책들은 옛날부터 내려오는 완전한 비결이 아니라 반쪽의 책이다. 그러나 반쪽이라고 말하는 사람은 없다. 그것은 주역의 원리를 모르기 때문이다. 그래서 늦은 감이 없지 않으나 앞으로 수많은 세월을 생각해서 완전한 해설판을 내놓기로 했다.
신비한 동양철학 92 │ 원공선사 편저 │ 396면 │ 16,000원 │ 신국판

육효대전
정확한 해설과 다양한 활용법
동양고전 중에서도 가장 대표적인 것이 주역이다. 주역은 옛사람들이 자연을 거울삼아 생활을 영위해 나가는 처세에 관한 지혜를 무한히 내포하고, 피흉추길하는 얼과 슬기가 함축된 점서인 동시에 수양 · 과학서요 철학 · 종교서라고 할 수 있다.
신비한 동양철학 37 │ 도관 박홍식 편저 │ 608면 │ 26,000원 │ 신국판

육효점 정론
육효학의 정수
이 책은 주역의 원전소개와 상수역법의 꽃으로 발전한 경방학을 같이 실어 독자들의 호기심을 충족시키는데 중점을 두었습니다. 주역의 원전으로 인화의 처세술을 터득하고, 어떤 사안의 답은 육효법을 탐독하여 찾으시기 바랍니다.
신비한 동양철학 80 | 효명 최인영 편역 | 396면 | 29,000원 | 신국판

육효학 총론
육효학의 핵심만을 정확하고 알기 쉽게 정리
육효는 갑자기 문제가 생겨 난감한 경우에 명쾌한 답을 찾을 수 있는 학문이다. 그러나 시중에 나와 있는 책들이 대부분 원서를 그대로 번역해 놓은 것이라 전문가인 필자가 보기에도 지루하며 어렵다는 느낌이 들었다. 그래서 보다 쉽게 공부할 수 있도록 이 책을 출간하게 되었다.
신비한 동양철학 89 | 김도희 편저 | 174쪽 | 26,000원 | 신국판

기문둔갑 비급대성
기문의 정수
기문둔갑은 천문지리·인사명리·법술병법 등에 영험한 술수로 예로부터 은밀하게 특권층에만 전승되었다. 그러나 아쉽게도 기문을 공부하려는 이들에게 도움이 될만한 책이 거의 없다. 필자는 이 점이 안타까워 천견박식함을 돌아보지 않고 감히 책을 내게 되었다. 한 권에 기문학을 다 표현할 수는 없지만 이 책을 사다리 삼아 저 높은 경지로 올라간다면 제갈공명과 같은 지혜를 발휘할 수 있을 것이다.
신비한 동양철학 86 | 도관 박흥식 편저 | 725면 | 39,000원 | 신국판

기문둔갑옥경
가장 권위 있고 우수한 학문
우리나라의 기문역사는 장구하나 상세한 문헌은 전무한 상태라 이 책을 발간하였다. 기문둔갑은 천문지리는 물론 인사명리 등 제반사에 관한 길흉을 판단함에 있어서 가장 우수한 학문이며 병법과 법술방면으로도 특징과 장점이 있다. 초학자는 포국편을 열심히 익혀 설국을 자유자재로 할 수 있도록 하고, 개인의 이익보다는 보국안민에 일조하기 바란다.
신비한 동양철학 32 | 도관 박흥식 저 | 674면 | 39,000원 | 사륙배판

오늘의 토정비결
일년신수와 죽느냐 사느냐를 알려주는 예언서
역산비결은 일년신수를 보는 역학서이다. 당년의 신수만 본다는 것은 토정비결과 비슷하나 토정비결은 토정 선생께서 사람들에게 용기와 희망을 주기 위함이 목적이어서 다소 허황되고 과장된 부분이 많다. 그러나 역산비결은 재미로 보는 신수가 아니라, 죽느냐 사느냐를 알려주는 예언서이니이니 재미로 보는 토정비결과는 차원이 다르다.
신비한 동양철학 72 | 역산 김찬동 편저 | 304면 | 16,000원 | 신국판

國運·나라의 운세
역으로 풀어본 우리나라의 운명과 방향
아무리 서구사상의 파고가 높다지로 오천 년을 한결같이 가꾸며 살아온 백두의 혼이 와르르 무너지는 지경에 왔어도 누구하나 입을 열어 말하는 사람이 없으니 답답하다. 불확실한 내일에 대한 해답을 이 책은 명쾌하게 제시하고 있다.
신비한 동양철학 22 | 백우 김봉준 저 | 290면 | 9,000원 | 신국판

남사고의 마지막 예언
이 책으로 격암유록에 대한 논란이 끝나기 바란다
감히 이 책을 21세기의 성경이라고 말한다. 〈격암유록〉은 섭리가 우리민족에게 준 위대한 복음서이며, 선물이며, 꿈이며, 인류의 희망이다. 이 책에서는 〈격암유록〉이 전하고자 하는 바를 주제별로 정리하여 문답식으로 풀어갔다. 이 책으로 〈격암유록〉에 대한 논란은 끝나기 바란다.
신비한 동양철학 29 | 석정 박순용 저 | 276면 | 16,000원 | 신국판

원토정비결
반쪽으로만 전해오는 토정비결의 완전한 해설판
지금 시중에 나와 있는 토정비결에 대한 책들을 보면 옛날부터 내려오는 완전한 비결이 아니라 반면의 책이다. 그러나 반면이라고 말하는 사람이 없다. 그것은 주역의 원리를 모르기 때문이다. 따라서 늦은 감이 없지 않으나 앞으로의 수많은 세월을 생각하면서 완전한 해설본을 내놓았다.
신비한 동양철학 53 | 원공선사 저 | 396면 | 24,000원 | 신국판 양장

나의 천운 · 운세찾기
몽골정통 토정비결
이 책은 역학계의 대가 김봉준 선생이 몽공토정비결을 우리의 인습과 체질에 맞게 엮은 것이다. 운의 흐름을 알리고자 호운과 쇠운을 강조하고, 현재의 나를 조명하고 판단할 수 있도록 했다. 모쪼록 생활서나 안내서로 활용하기 바란다.
신비한 동양철학 12 | 백우 김봉준 저 | 308면 | 11,000원 | 신국판

역점 | 우리나라 전통 행운찾기
쉽게 쓴 64괘 역점 보는 법
주역이 점치는 책에만 불과하다면 벌써 그 존재가 없어졌을 것이다. 그러나 오랫동안 많은 학자가 연구를 계속해왔고, 그 속에서 자연과학과 형이상학적인 우주론과 인생론을 밝혀, 정치 · 경제 · 사회 등 여러 방면에서 인간의 생활에 응용해왔고, 삶의 지침서로써 그 역할을 했다. 이 책은 한 번만 읽으면 누구나 역점가가 될 수 있으니 생활에 도움이 되길 바란다.
신비한 동양철학 57 | 문명상 편저 | 382면 | 26,000원 | 신국판 양장

이렇게 하면 좋은 운이 온다
한 가정에 한 권씩 놓아두고 볼만한 책
좋은 운을 부르는 방법은 방위 · 색상 · 수리 · 년운 · 월운 · 날짜 · 시간 · 궁합 · 이름 · 직업 · 물건 · 보석 · 맛 · 과일 · 기운 · 마을 · 가축 · 성격 등을 정확하게 파악하여 자신에게 길한 것은 취하고 흉한 것은 피하면 된다. 이 책의 저자는 신학대학을 졸업하고 역학계에 입문했다는 특별한 이력을 갖고 있기 때문에 더 많은 화제가 되고 있다.
신비한 동양철학 27 | 역산 김찬동 저 | 434면 | 16,000원 | 신국판

운을 잡으세요 | 改運秘法
염력강화로 삶의 문제를 해결한다!
행복과 불행은 누가 주는 것이 아니라 자기 자신이 만든다고 할 수 있다. 한 마디로 말해 의지의 힘, 즉 염력이 운명을 바꾸는 것이다. 이 책에서는 이러한 염력을 강화시켜 삶에서 일어나는 문제를 해결하는 방법을 알려준다. 누구나 가벼운 마음으로 읽고 실천한다면 반드시 목적을 이룰 수 있을 것이다.
신비한 동양철학 76 | 역산 김찬동 편저 | 272면 | 10,000원 | 신국판

복을 부르는방법
나쁜 운을 좋은 운으로 바꾸는 비결
개운하는 방법은 여러 가지가 있으나, 이 책의 비법은 축원문을 독송하는 것이다. 독송이란 소리내 읽는다는 뜻이다. 사람의 말에는 기운이 있는데, 이 기운은 자신에게 돌아온다. 좋은 말을 하면 좋은 기운이 돌아오고, 나쁜 말을 하면 나쁜 기운이 돌아온다. 이 책은 누구나 어디서나 쉽게 비용을 들이지 않고 좋은 운을 부를 수 있는 방법을 실었다.
신비한 동양철학 69 | 역산 김찬동 편저 | 194면 | 11,000원 | 신국판

천직 · 사주팔자로 찾은 나의 직업
천직을 찾으면 역경없이 탄탄하게 성공할 수 있다
잘 되겠지 하는 막연한 생각으로 의욕만 갖고 도전하는 것과 나에게 맞는 직종은 무엇이고 때는 언제인가를 알고 도전하는 것은 근본적으로 다르고, 결과도 다르다. 만일 의욕만으로 팔자에도 없는 사업을 시작했다고 하자, 결과는 불을 보듯 뻔하다. 그러므로 이런 때일수록 침착과 냉정을 찾아 내 그릇부터 알고, 생활에 대처하는 지혜로움을 발휘해야 한다.
신비한 동양철학 34 | 백우 김봉준 저 | 376면 | 19,000원 | 신국판

운세십진법 · 本大路
운명을 알고 대처하는 것은 현대인의 지혜다
타고난 운명은 분명히 있다. 그러니 자신의 운명을 알고 대처한다면 비록 운명을 바꿀 수는 없지만 향상시킬 수 있다. 이것이 사주학을 알아야 하는 이유다. 이 책에서는 자신이 타고난 숙명과 앞으로 펼쳐질 운명행로를 찾을 수 있도록 운명의 기초를 초연하게 설명하고 있다.
신비한 동양철학 1 | 백우 김봉준 저 | 364면 | 16,000원 | 신국판

성명학 | 바로 이 이름
사주의 운기와 조화를 고려한 이름짓기
사람은 누구나 타고난 운명이 있다. 숙명인 사주팔자는 선천운이고, 성명은 후천운이 되는 것으로 이름을 지을 때는 타고난 운기와의 조화를 고려해야 한다. 따라서 역학에 대한 깊은 이해가 선행함은 지극히 당연하다. 부연하면 작명의 근본은 타고난 사주에 운기를 종합적으로 분석하여 부족한 점을 보강하고 결점을 개선한다는 큰 뜻이 있다고 할 수 있다.
신비한 동양철학 75 | 정담 선사 편저 | 488면 | 24,000원 | 신국판

작명 백과사전
36가지 이름짓는 방법과 선후천 역상법 수록
이름은 나를 대표하는 생명체이므로 몸은 세상을 떠날지라도 영원히 남는다. 성명운의 유도력은 후천적으로 가공 인수되는 후존적 수기로써 조성 운화되는 작용력이 있다. 선천수기의 운기력이 50%이면 후천수기도의 운기력도50%이다. 이와 같이 성명운의 작용은 운로에 불가결한조건일 뿐 아니라, 선천명운의 범위에서 기능을 충분히 할 수 있다.
신비한 동양철학 81 | 임삼업 편저 | 송충석 감수 | 730면 | 36,000원 | 사륙배판

작명해명
누구나 쉽게 활용할 수 있는 체계적인 작명법
일반적인 성명학으로는 알 수 없는 한자이름, 한글이름, 영문이름, 예명, 회사명, 상호, 상품명 등의 작명방법을 여러 사례를 들어 체계적으로 분석하여 누구나 쉽게 배워서 활용할 수 있도록 서술했다.
신비한 동양철학 26 | 도관 박홍식 저 | 518면 | 19,000원 | 신국판

역산성명학
이름은 제2의 자신이다
이름에는 각각 고유의 뜻과 기운이 있어 그 기운이 성격을 만들고 그 성격이 운명을 만든다. 나쁜 이름은 부르면 부를수록 불행을 부르고 좋은 이름은 부르면 부를수록 행복을 부른다. 만일 이름이 거지같다면 아무리 운세를 잘 만나도 밥을 좀더 많이 얻어 먹을 수 있을 뿐이다. 저자는 신학대학을 졸업하고 역학계에 입문한 특별한 이력으로 많은 화제가 된다.
신비한 동양철학 25 | 역산 김찬동 저 | 456면 | 19,000원 | 신국판

작명정론
이름으로 보는 역대 대통령이 나오는 이치
사주팔자가 네 기둥으로 세워진 집이라면 이름은 그 집을 대표하는 문패라고 할 수 있다. 따라서 이름을 지을 때는 사주의 격에 맞추어야 한다. 사주 그릇이 작은 사람이 원대한 뜻의 이름을 쓰면 감당하지 못할 시련을 자초하게 되고 오히려 이름값을 못할 수 있다. 즉 분수에 맞는 이름으로 작명해야 하기 때문에 사주의 올바른 분석이 필요하다.
신비한 동양철학 77 | 청월 박상의 편저 | 430면 | 19,000원 | 신국판

음파메세지(氣)성명학
새로운 시대에 맞는 새로운 성명학
지금까지의 모든 성명학은 모순의 극치를 이룬다. 그러나 이제 새 시대에 맞는 음파메세지(氣) 성명학이 나왔으니 복을 계속 부르는 이름을 지어 사랑하는 자녀가 행복하고 아름다운 삶을 살아갈 수 있도록 하는데 도움이 되었으면 한다.
신비한 동양철학 51 | 청암 박재현 저 | 626면 | 39,000원 | 신국판 양장

아호연구
여러 가지 작호법과 실제 예 모음
필자는 오래 전부터 작명을 연구했다. 그러나 시중에 나와 있는 책에는 대부분 아호에 관해서는 전혀 언급하지 않았다. 그래서 아호에 관심이 있어도 자료를 구하지 못하는 분들을 위해 이 책을 내게 되었다. 아호를 짓는 것은 그리 대단하거나 복잡하지 않으니 이 책을 처음부터 끝까지 착실히 공부한다면 누구나 좋은 아호를 지어 쓸 수 있을 것이라고 생각한다.
신비한 동양철학 87 | 임삼업 편저 | 308면 | 26,000원 | 신국판

한글이미지 성명학
이름감정서
이 책은 본인의 이름은 물론 사랑하는 가족 그리고 가까운 친척이나 친구들의 이름까지도 좋은지 나쁜지 알아볼 수 있도록 지금까지 나와 있는 모든 성명학을 토대로 하여 썼다. 감언이설이나 협박성 감명에 흔들리지 않고 확실한 이름풀이를 볼 수 있을 것이다. 그리고 아름답고 멋진 삶을 살아갈 수 있는 이름을 짓는 방법도 상세하게 제시하였다.
신비한 동양철학 93 | 청암 박재현 지음 | 287면 | 10,000원 | 신국판

비법 작명기술
복과 성공을 함께 하려면
이 책은 성명의 발음오행이나 이름의 획수를 근간으로 하는 실제 이용이 가장 많은 기본 작명법을 서술하고, 주역의 괘상으로 풀어 길흉을 판단하는 역상법 5가지와 그외 중요한 작명법 5가지를 합하여 「보배로운 10가지 이름 짓는 방법」을 실었다. 특히 작명비법인 선후천역상법은 성명의 원획에 의존하는 작명법과 달리 정획과 곡획을 사용해 주역 상수학을 대표하는 하락이수를 쓰고, 육효가 들어가 응험률을 높였다.
신비한 동양철학 96 | 임삼업 편저 | 370면 | 30,000원 | 사륙배판

올바른 작명법
소중한 이름, 알고 짓자!
세상 부모들에게 가장 소중한 것이 뭐냐고 물으면 자녀라고 할 것이다. 그런데 왜 평생을 좌우할 이름을 함부로 짓는가. 이름이 얼마나 소중한지, 이름의 오행작용이 일생을 어떻게 좌우하는지 모르기 때문이다.
신비한 동양철학 61 | 이정재 저 | 352면 | 19,000원 | 신국판

호(雅號)책
아호 짓는 방법과 역대 유명인사의 아호, 인명용 한자 수록
필자는 오래 전부터 작명연구에 열중했으나 대부분의 작명책에는 아호에 관해서는 전혀 언급하지 않고, 간혹 거론했어도 몇 줄 정도의 뜻풀이에 불과하거나 일반작명법에 준한다는 암시만 풍기며 끝을 맺었다. 따라서 필자가 참고한 문헌도 적었음을 인정한다. 아호에 관심이 있어도 자료를 구하지 못하는 현실에 착안하여 필자 나름대로 각고 끝에 본서를 펴냈다.
신비한 동양철학 97 | 임삼업 편저 | 390면 | 20,000원 | 신국판

관상오행
한국인의 특성에 맞는 관상법
좋은 관상인 것 같으나 실제로는 나쁘거나 좋은 관상이 아닌데도 잘 사는 사람이 왕왕있어 관상법 연구에 흥미를 잃는 경우가 있다. 이것은 중국의 관상법만을 익히고 우리의 독특한 환경적인 특징을 소홀히 다루었기 때문이다. 이에 우리 한국인에게 알맞은 관상법을 연구하여 누구나 관상을 쉽게 알아보고 해석할 수 있도록 자세하게 풀어놓았다.
신비한 동양철학 20 | 송파 정상기 저 | 284면 | 12,000원 | 신국판

정본 관상과 손금
바로 알고 사람을 사귑시다
이 책은 관상과 손금은 인생을 행복하게 만든다는 관점에서 다루었다. 그야말로 관상과 손금의 혁명이라고 할 수 있다. 여러분도 관상과 손금을 통한 예지력으로 인생의 참주인이 되기 바란다. 용기를 불어넣어 주고 행복을 찾게 하는 것이 참다운 관상과 손금술이다. 이 책이 일상사에 고민하는 분들에게 해결방법을 제시해 줄 것이다.
신비한 동양철학 42 | 지창룡 감수 | 332면 | 16,000원 | 신국판 양장

이런 사원이 좋습니다
사원선발 면접지침
사회가 다양해지면서 인력관리의 전문화와 인력수급이 기업주의 애로사항이 되었다. 필자는 그동안 많은 기업의 사원선발 면접시험에 참여했는데 기업주들이 모두 면접지침에 관한 책이 있으면 좋겠다는 것이다. 그래서 경험한 사례를 참작해 이 책을 내니 좋은 사원을 선발하는데 많은 도움이 될 것이라고 믿는다.
신비한 동양철학 90 | 정도명 지음 | 274면 | 19,000원 | 신국판

핵심 관상과 손금
사람을 볼 줄 아는 안목과 지혜를 알려주는 책
오늘과 내일을 예측할 수 없을만큼 복잡하게 펼쳐지는 현실에서 살아남기 위해서는 사람을 볼줄 아는 안목과 지혜가 필요하다. 시중에 관상학에 대한 책들이 많이 나와있지만 너무 형이상학적이라 전문가도 이해하기 어렵다. 이 책에서는 누구라도 쉽게 보고 이해할 수 있도록 핵심만을 파악해서 설명했다.
신비한 동양철학 54 | 백우 김봉준 저 | 188면 | 14,000원 | 사륙판 양장

완벽 사주와 관상
우리의 삶과 관계 있는 사실적 관계로만 설명한 책
이 책은 우리의 삶과 관계 있는 사실적 관계로만 역을 설명하고, 역에 대한 관심과 흥미를 갖게 하고자 관상학을 추록했다. 여기에 추록된 관상학은 시중에서 흔하게 볼 수 있는 상법이 아니라 생활상법, 즉 삶의 지식과 상식을 드리고자 했다.
신비한 동양철학 55 | 김봉준·유오준 공저 | 530면 | 36,000원 | 신국판 양장

사람을 보는 지혜
관상학의 초보에서 실용까지
현자는 하늘이 준 명을 알고 있기에 부귀에 연연하지 않는다. 사람은 마음을 다스리는 심명이 있다. 마음의 명은 자신만이 소통하는 유일한 우주의 무형의 에너지이기 때문에 잠시도 잊으면 안된다. 관상학은 사람의 상으로 이런 마음을 살피는 학문이니 잘 이해하여 보다 나은 삶을 삶을 영위할 수 있도록 노력해야 한다.
신비한 동양철학 73 | 이부길 편저 | 510면 | 20,000원 | 신국판

한눈에 보는 손금
논리정연하며 바로미터적인 지침서

이 책은 수상학의 연원을 초월해서 동서합일의 이론으로 집필했다. 그야말로 논리정연한 수상학을 정리하였다. 그래서 운명적, 철학적, 동양적, 심리학적인 면을 예증과 방편에 이르기까지 상세하게 기술했다. 이 책은 수상학이라기 보다 바로미터적인 지침서 역할을 해줄 것이다. 독자 여러분의 꾸준한 연구와 더불어 인생성공의 지침서가 될 수 있을 것이다.

신비한 동양철학 52 | 정도명 저 | 432면 | 24,000원 | 신국판 양장

이런 집에 살아야 잘 풀린다
운이 트이는 좋은 집 알아보는 비결

한마디로 운이 트이는 집을 갖고 싶은 것은 모두의 꿈일 것이다. 50평이니 60평이니 하며 평수에 구애받지 않고 가족이 평온하게 생활할 수 있고 나날이 발전할 수 있는 그런 집이 있다면 얼마나 좋을까? 그런 소망에 한 걸음이라도 가까워지려면 막연하게 운만 기대하고 있어서는 안 된다. 좋은 집을 가지려면 그만한 노력이 있어야 한다.

신비한 동양철학 64 | 강현술·박홍식 감수 | 270면 | 16,000원 | 신국판

점포, 이렇게 하면 부자됩니다
부자되는 점포, 보는 방법과 만드는 방법

사업의 성공과 실패는 어떤 사업장에서 어떤 품목으로 어떤 사람들과 거래하느냐에 따라 판가름난다. 그리고 사업을 성공시키려면 반드시 몇 가지 문제를 살펴야 하는데 무작정 사업을 시작하여 실패하는 사람들이 많다. 그래서 이 책에서는 이러한 문제와 방법들을 조목조목 기술하여 누구나 성공하도록 도움을 주는데 주력하였다.

신비한 동양철학 88 | 김도희 편저 | 177면 | 26,000원 | 신국판

쉽게 푼 풍수
현장에서 활용하는 풍수지리법

산도는 매우 광범위하고, 현장에서 알아보기 힘들다. 더구나 지금은 수목이 울창해 소조산 정상에 올라가도 나무에 가려 국세를 파악하는데 애를 먹는다. 따라서 사진을 첨부하니 많은 활용이 바란다. 물론 결록에 있고 산도가 눈에 익은 것은 혈 사진과 함께 소개하였다. 이 책을 열심히 정독하면서 답산하면 혈을 알아보고 용산도 할 수 있을 것이다.

신비한 동양철학 60 | 전항수·주장관 편저 | 378면 | 26,000원 | 신국판

음택양택
현세의 운·내세의 운

이 책에서는 음양택명당의 조건이나 기타 여러 가지를 설명하여 산 자와 죽은 자의 행복한 집을 만들 수 있도록 했다. 특히 죽은 자의 집인 음택명당은 자리를 옳게 잡으면 꾸준히 생기를 발하여 흥하나, 그렇지 않으면 큰 피해를 당하니 돈보다도 행·불행의 근원인 음양택명당에 관심을 기울여야 한다.

신비한 동양철학 63 | 전항수·주장관 지음 | 392면 | 29,000원 | 신국판

용의 혈·풍수지리 실기 100선
실전에서 실감나게 적용하는 풍수의 길잡이

이 책은 풍수지리 문헌인 만두산법서, 명산론, 금랑경 등을 이해하기 쉽도록 주제별로 간추려 설명했으며, 풍수지리학을 쉽게 접근하여 공부하고, 실전에 활용하여 실감나게 적용할 수 있도록 하는데 역점을 두었다.

신비한 동양철학 30 | 호산 윤재우 저 | 534면 | 29,000원 | 신국판

현장 지리풍수
현장감을 살린 지리풍수법

풍수를 업으로 삼는 사람들이 진가를 분별할 줄 모르면서 많은 법을 알았다고 자부하며 뽐낸다. 그리고는 재물에 눈이 어두워 불길한 산을 길하다 하고, 선하지 못한 물을 선하다 한다. 이는 분수 밖의 것을 바라기 때문이다. 마음가짐을 바로 하고 고대 원전에 공력을 바치면서 산간을 실사하며 적공을 쏟으면 정교롭고 세밀한 경지를 얻을 수 있을 것이다.

신비한 동양철학 48 | 전항수·주관장 편저 | 434면 | 36,000원 | 신국판 양장

찾기 쉬운 명당
실전에서 활용할 수 있는 책

가능하면 쉽게 풀어 실전에 도움이 되도록 했다. 특히 풍수지리에서 방향측정에 필수인 패철 사용과 나경 9층을 각 층별로 설명했다. 그리고 이 책에 수록된 도설, 즉 오성도, 명산도, 명당 형세도 내거수 명당도, 지각형세도, 용의 과협출맥도, 사대혈형 와겸유돌 형세도 등은 국립중앙도서관에 소장된 문헌자료인 만산도단, 만산영도, 이석당 은민산도의 원본을 참조했다.

신비한 동양철학 44 | 호산 윤재우 저 | 386면 | 19,000원 | 신국판 양장

해몽정본
꿈의 모든 것
시중에 꿈해몽에 관한 책은 많지만 막상 내가 꾼 꿈을 해몽을 하려고 하면 어디다 대입시켜야 할지 모르는 경우가 많았을 것이다. 그러나 최대한으로 많은 예를 들었고, 찾기 쉽고 명료하게 만들었기 때문에 해몽을 하는데 어려움이 없을 것이다. 한집에 한권씩 두고 보면서 나쁜 꿈은 예방하고 좋은 꿈을 좋은 일로 연결시킨다면 생활에 많은 도움이 될 것이다.
신비한 동양철학 36 │ 청암 박재현 저 │ 766면 │ 19,000원 │ 신국판

해몽 · 해몽법
해몽법을 알기 쉽게 설명한 책
인생은 꿈이 예지한 시간적 한계에서 점점 소멸되어 가는 현존물이기 때문에 반드시 꿈의 뜻을 따라야 한다. 이것은 꿈을 먹고 살아가는 인간 즉 태몽의 끝장면인 죽음을 향해 달려가고 있는 인간이기 때문이다. 꿈은 우리의 삶을 이끌어가는 이정표와도 같기에 똑바로 가도록 노력해야 한다.
신비한 동양철학 50 │ 김종일 저 │ 552면 │ 26,000원 │ 신국판 양장

완벽 만세력
착각하기 쉬운 서머타임 2도 인쇄
시중에 많은 종류의 만세력이 나와있지만 이 책은 단순한 만세력이 아니라 완벽한 만세경전으로 만세력 보는 법 등을 실었기 때문에 처음 대하는 사람이라도 쉽게 볼 수 있도록 편집되었다. 또한 부록편에는 사주명리학, 신살종합해설, 결혼과 이사택일 및 이사방향, 길흉보는 법, 우주천기와 한국의 역사 등을 수록했다.
신비한 동양철학 99 │ 백우 김봉준 저 │ 316면 │ 20,000원 │ 사륙배판

정본만세력
이 책은 완벽한 만세력으로 만세력 보는 방법을 자세하게 설명했다. 그리고 역학에 대한 기본적인 내용과 결혼하기 좋은 나이 · 좋은 날 · 좋은 시간, 아들 · 딸 태아감별법, 이사하기 좋은 날 · 좋은 방향 등을 부록으로 실었다.
신비한 동양철학 45 │ 백우 김봉준 저 │ 304면 │ 사륙배판 26,000원, 신국판 16,000원, 사륙판 10,000원, 포켓판 9,000원

정본 │ 완벽 만세력
착각하기 쉬운 서머타임 2도인쇄
시중에 많은 종류의 만세력이 있지만 이 책은 단순한 만세력이 아니라 완벽한 만세경전이다. 그리고 만세력 보는 법 등을 실었기 때문에 처음 대하는 사람이라도 쉽게 볼 수 있다. 또 부록편에는 사주명리학, 신살 종합해설, 결혼과 이사 택일, 이사 방향, 길흉보는 법, 우주의 천기와 우리나라 역사 등을 수록하였다.
신비한 동양철학 99 │ 김봉준 편저 │ 316면 │ 20,000원 │ 사륙배판

원심수기 통증예방 관리비법
쉽게 배워 적용할 수 있는 통증관리법
『원심수기 통증예방 관리비법』은 4차원의 건강관리법으로 질병이 악화되는 것을 예방하여 건강한 몸을 유지하는데 그 목적이 있다. 시중의 수기요법과 비슷하나 특장점은 힘이 들지 않아 어린아이부터 노인까지 누구나 시술할 수 있고, 배우고 적용하는 과정이 쉽고 간단하며, 시술 장소나 도구가 필요 없으니 언제 어디서나 시술할 수 있다.
신비한 동양철학 78 │ 원공 선사 저 │ 288면 │ 16,000원 │ 신국판

운명으로 본 나의 질병과 건강상태
타고난 건강상태와 질병에 대한 대비책
이 책은 국내 유일의 동양오술학자가 사주학과 정통명리학의 양대산맥을 이루는 자미두수 이론으로 임상실험을 거쳐 작성한 자료다. 따라서 명리학을 응용한 최초의 완벽한 의학서로 질병을 예방하고 치료하는데 활용하면 최고의 의사가 될 것이다. 또한 예방의학적인 차원에서 건강을 유지하는데 훌륭한 지침서로 현대의학의 새로운 장을 여는 계기가 될 것이다.
신비한 동양철학 9 │ 오상익 저 │ 474면 │ 15,000원 │ 신국판

서체자전
해서를 기본으로 전서, 예서, 행서, 초서를 연습할 수 있는 책
한자는 오랜 옛날부터 우리 생활과 뗄 수 없는 관계를 맺어왔음에도 한자를 잘 몰라 불편을 겪는 사람들이 많아 이 책을 내게 되었다. 이 책에서는 해서(楷書)를 기본으로 각 글자마다 전서(篆書), 예서(隷書), 행서(行書), 초서(草書) 순으로 배열하여 독자가 필요한 것을 찾아 연습하기 쉽도록 하였다.
신비한 동양철학 98 │ 편집부 편 │ 273면 │ 16,000원 │ 사륙배판